中医历代名家学术研究丛书

主编 潘桂娟

陈实功

林燕 编著

Academic Research Series of Famous
Doctors of Traditional Chinese
Medicine through the Ages

"十三五"国家重点图书出版规划项目

U0273639

中国中医药出版社

·北京·

图书在版编目（CIP）数据

中医历代名家学术研究丛书.陈实功 / 潘桂娟主编；林燕编著.
—北京：中国中医药出版社，2017.9
ISBN 978 – 7 – 5132 – 4371 – 1

Ⅰ.①中…　Ⅱ.①潘…　②林…　Ⅲ.①中医学—临床医学—
经验—中国—明代　Ⅳ.① R826.2

中国版本图书馆 CIP 数据核字（2017）第 181695 号

中国中医药出版社出版
北京市朝阳区北三环东路 28 号易亨大厦 16 层
邮政编码　100013
传真　010 64405750
河北新华第二印刷有限责任公司印刷
各地新华书店经销

开本 880×1230　1/32　印张 8.25　字数 211 千字
2017 年 9 月第 1 版　2017 年 9 月第 1 次印刷
书号　ISBN 978 – 7 – 5132 – 4371 – 1

定价　45.00 元
网址　www.cptcm.com

社 长 热 线　010–64405720
购 书 热 线　010–89535836
维 权 打 假　010–64405753

微信服务号　zgzyycbs
微商城网址　https://kdt.im/LIdUGr
官 方 微 博　http://e.weibo.com/cptcm
天猫旗舰店网址　https://zgzyycbs.tmall.com

2005 年度国家"973"计划课题"中医理论体系框架结构与内涵研究"（编号：2005CB532503）

2009 年度科技部基础性工作专项重点项目"中医药古籍与方志的文献整理"（编号：2009FY120300）子课题"古代医家学术思想与诊疗经验研究"

2013 年度国家"973"计划项目"中医理论体系框架结构研究"（编号：2013CB532000）

国家中医药管理局重点研究室"中医理论体系结构与内涵研究室"建设规划

"十三五"国家重点图书、音像、电子出版物出版规划（医药卫生）

前言

中医理论肇始于《黄帝内经》《难经》，本草学探源于《神农本草经》，辨证论治及方剂学发轫于《伤寒杂病论》。在此基础上，历代医家结合自身的思考与实践，提出独具特色的真知灼见，不断革故鼎新，充实完善，使得中医药学具有系统的知识体系结构、丰富的原创理论内涵、显著的临床诊治疗效、深邃的中国哲学背景和特有的话语表达方式。历代医家本身就是"活"的学术载体，他们刻意研精，探微索隐，华叶递荣，日新其用。因此，中医药学发展的历史进程，始终呈现出一派继承不泥古、发扬不离宗的繁荣景象。

中国中医科学院中医基础理论研究所，自 2008 年起相继依托 2005 年度国家"973"计划课题"中医学理论体系框架结构与内涵研究"、2009 年度科技部基础性工作专项重点项目"中医药古籍与方志的文献整理"子课题"古代医家学术思想与诊疗经验研究"、2013 年度国家"973"计划项目"中医理论体系框架结构研究"，以及国家中医药管理局重点研究室"中医理论体系结构与内涵研究室"建设规划，联合北京中医药大学等 16 所高等院校及科研和医疗机构的专家、学者，选取历代具有代表性或学术特色突出的医家，系统地阐释与解析其代表性学术思想和诊疗经验，旨在发掘与传承、丰富与完善中医理论体系，为提升中医师理论水平和临床实践能力和水平提供参考和借鉴。本套丛书即是此系列研究阶段性成果总结而成。

综观历史，凡能称之为"大医"者，大都博览群书，学问淹博赅洽，集百家之言，成一家之长。因此，我们以每位医家独立成书，尽可能尊重原著，进行总结、提炼和阐发。此外，本丛书的另一个特点是，将医家特色学术观点与临床实践相印证，尽可能选择一些典型医案，用以说明理论的实践价值，便于临床施用。本丛书现已列入《"十三五"国家重点图书、音像、电子出版物出版规划》中的"医药卫生"重点图书出版计划，并将于"十三五"期间完成此项出版计划，拟收载历代102名中医名家，总字数约1600万。

丛书各分册作者，有中医基础学科和临床学科的资深专家、国家及行业重点学科带头人，也有中青年教师、科研人员和临床医师中的学术骨干，分别来自全国高等中医院校、科研机构和临床单位。从学科分布来看，涉及中医基础理论、中医各家学说、中医医史文献、中医经典及中医临床基础、中医临床各学科。全体作者以对中医药事业的拳拳之心，共同努力和无私奉献，历经数年成就了这份艰巨的工作，以实际行动切实履行了传承、运用、发展中医药学术的重大使命。

在完成上述科研项目及丛书撰写、统稿与审订的过程中，研究团队暨编委会和审订委员会全体成员，精益求精之心始终如一。在上述科研项目负责人、丛书总主编、中国中医科学院中医基础理论研究所潘桂娟研究员主持下，由常务副主编张宇鹏副研究员、陈曦副研究员及各分题负责人——翟双庆教授、刘桂荣教授、郑洪新教授、邢玉瑞教授、钱会南教授、马淑然教授、文颖娟教授、陆翔教授、杨卫彬研究员、崔为教授、柳亚平副教授、江泳副教授、王静波博士等，以及医史文献专家张效霞副教授，分别承担或参与了团队的组织和协调，课题任务书和丛书编写体例的起草、修订和具体组织实施，各单位课题研究任务的落实和分册文稿编写和审订等工作。编委会还多次组织工作会议和继续教育项目培训，组织审订委员会专家复审和修订；最终由总主编逐册复审、修订、统稿并组织作者再次修订各分册文稿。自 2015 年 6 月开始，编委会将丛书各分册文稿陆续提交中国中医药出版社，拟于 2019 年 12 月之前按计划完成本套丛书的出版。

2016 年 3 月，国家中医药管理局颁布了《关于加强中医理论传承创新的若干意见》，指出"加强对传承脉络清晰、理论特色鲜明的古代医家的学术思想研究，深入研究中医对生命、健康与疾病认知理论，系统总结中医养生保健、防病治病理论精华，提升中医理论指导临床实践和产品研发的能力，切实传承中医生命观、健康观、疾病观和预防治疗观"。上述项目研究及丛书的编写，是研究团队对国家层面"加强中医理论传承与创新"号召的积极响应，体现了当代中医学人敢于担当的勇气和矢志不渝的追求！通过此项全国协作的系统工程，凝聚了中医医史、文献、理论、临床研究的专门人才，培育了一支专业化的学术队伍。

在此衷心感谢中国中医科学院及其所属中医基础理论

研究所、中医药信息研究所、研究生院，以及北京中医药大学、陕西中医药大学、山东中医药大学、云南中医学院、安徽中医药大学、辽宁中医药大学、浙江中医药大学、成都中医药大学、湖南中医药大学、长春中医药大学、黑龙江中医药大学、南京中医药大学、河北中医学院、贵阳中医药大学、中日友好医院等16家科研、教学、医疗单位，对此项工作的大力支持！衷心感谢中国中医药出版社有关领导及华中健编审、伊丽萦博士及全体编校人员对丛书编写及出版的大力支持！

本丛书即将付梓之际，百余名作者感慨万千！希望广大读者透过本丛书，能够概要纵览中医药学术发展之历史脉络，撷取中医理论之精华，传承千载临床之经验，为中医药学术的振兴和人类卫生保健事业做出应有的贡献！

由于种种原因，书中难免有疏漏之处，敬请读者不吝批评指正，以促进本丛书不断修订和完善，共同推进中医药学术的继承与发扬！

《中医历代名家学术研究丛书》编委会

2016 年 9 月

凡例

一、本套丛书选取的医家，均为历代具有代表性或特色学术思想与临床经验的名家，包括汉代至晋唐医家 6 名、宋金元医家 18 名、明代医家 25 名、清代医家 46 名、民国医家 7 名，总计 102 名。每位医家独立成册，旨在对医家学术思想与诊疗经验等内容进行较为详尽的总结阐发，并进行精要论述。

二、丛书的编写，本着历史、文献、理论研究有机结合的原则，全面解读、系统梳理和深入研究医家原著，适当参考古今有关该医家的各类文献资料，对医家学术思想和诊疗经验，加以发掘、梳理、提炼、升华、概括，将其中具有理论意义、实践价值的独特内容阐发出来。

三、丛书在总体框架上，要求结构合理、层次清晰；在内容阐述上，要求概念正确、表述规范，持论公允、论证充分，观点明确、言之有据；在分册体量上，鉴于每个医家的具体情况不同，总体要求控制在 10 万～20 万字。

四、丛书每一分册的正文结构，分为"生平概述""著作简介""学术思想""临证经验"与"后世影响"五个独立的内容范畴。各分册将拟论述的内容按照逻辑与次序，分门别类地纳入以上五个内容范畴之中。

五、"生平概述"部分，主要包括医家姓名字号、生卒年代、籍贯等基本信息，时代背景、从医经历以及相关问题的考辨等。

六、"著作简介"部分，逐一介绍医家的著作名称（包括现存、已经亡佚又经后人辑复的著作）、卷数、成书年代、主要内容、学术价值等。

七、"学术思想"部分，分为"学术渊源"与"学术特色"两部分进行论述。前者重在阐述医家之家传、师承、私淑（中医经典或前代医家思想对其影响）关系，重点发掘医家学术思想的历史传承与学术渊源；后者主要从独特的学术见解、学术成就、学术特点等方面，总结医家的主要学术思想特色。

八、"临证经验"部分，重点考察和论述医家学术著作中的医案、医论、医话，并有选择地收集历代杂文笔记、地方志等材料，从中提炼整理医家临床诊疗的思路与特色，发掘、总结其独到的诊治方法。此外，还根据医家不同情况，以适当方式选录部分反映医家学术思想与临证特色的医案。

九、"后世影响"部分，主要包括"学术影响与历代评价""学派传承（学术传承）""后世发挥"和"国外流传"等内容。其中，对医家的总体评价，重视和体现学术界共识和主流观点，在此基础上，有理有据地阐明新见解。

十、附以"参考文献"，标示引用著作名称及版本。同时，分册编写过程中涉及的期刊与学位论文，以及未经引用但能体现一定研究水准的期刊与学位论文也一并列出，以充分体现对该医家研究的整体状况。

十一、附以丛书全部医家名录，依照年代时间先后排列，以便查检。

十二、丛书正文标点符号使用，依据《中华人民共和国国家标准标点符号用法》（GB/T 15834-2011）。医家原书中出现的俗字、异体字等一律改为简化正体字，个别不能对应简化字的繁体字酌予保留。

《中医历代名家学术研究丛书》编委会

2016 年 9 月

内容提要

　　陈实功，字毓仁，号若虚，别号六和堂主人；生于明嘉靖三十四年（1555），卒于明崇祯九年（1636）。明代崇川（今江苏南通）人。中医外科名家，外科三大学派之"正宗派"的代表人物，著有《外科正宗》。陈实功提倡内外并治，刀针与药物结合，主张"开户逐贼，使毒外出为第一"，对后世产生了深远影响；其崇尚医德，所著《医家五戒十要》，为医生树立了职业道德规范。本书内容包括生平概述、著作简介、学术思想、临证经验及后世影响等。

编写说明

　　陈实功，字毓仁，号若虚，别号六和堂主人；生于明嘉靖三十四年（1555），卒于明崇祯九年（1636）。明代崇川（今江苏南通）人。中医外科名家，外科三大学派之"正宗派"的代表人物，著有《外科正宗》。

　　陈实功是我国外科学发展史上里程碑式的人物，其所著《外科正宗》被奉为外科必读经典著作，后世研究者颇多，《外科正宗》的校本、注本多有问世。现代以来，因陈实功对外科学的重大贡献，以及《外科正宗》对中医外科学各领域具有重要临床指导意义，出现了大量关于陈实功学术思想研究的论文。但是，目前尚未见到较为全面、系统地研究和论述陈实功学术思想、诊疗经验的专著。

　　陈实功在学术方面最大的功绩，是承上启下、开拓创新，堪称明以前中医外科学之集大成者。他继承吸纳了明以前的外科治疗思想与方法，并善于归纳总结，取其精华，弃其糟粕，为己所用；敢于开拓创新，创立外科"正宗派"，倡导"内外并重、药刀结合"的外科治疗思想，自创了很多外科手术与外治法，形成了中医外科学理论体系的初步构架与指导思想，极大地推动了中医外科学的发展。陈实功在医德方面的贡献，同样具有划时代的意义。其所著《医家五戒十要》中，提出了医生的行为准则。《医家五戒十要》，被美国乔治敦大学主编出版的《生物伦理学大百科全书》，推崇为世界最早成文的医德文献，在国际范围内影响巨大。

　　本书主要依据人民卫生出版社 2007 年 7 月出版的《外科正宗》，中国医药科技出版社 2011 年 1 月出版的《外科正宗》。此外，还参考了人民卫生出版社 2006 年 6 月出版的《外科精义》，2006 年 7 月出版的《外科发挥》，2007 年 8 月出版的《医学源流论》，2014 年 4 月出版的《证治准绳四·疡医证治准绳》；中国中医药出版社 2011 年 7 月出版的《古今名医临证金鉴》；中国医药科技出版社 2012 年 1 月出版的《外科心法要诀》，中国中医药出版社 2014 年 2 月出版的《徐评外科正宗》等。并参考明清史书、通州志、后世医家评述以及现代相关文献，将历史、文献、理论研究有机结合，对陈实功的生平、著作、学术思想、临证经验、后世影响进行了全面而系统的梳理和论述。主要从学术与医德两个方面，客观地论述和评价陈实功的学术成就与历史贡献。本书力求全面、客观、真实、严谨地呈现一代外科学大家的医学人生与学术思想。

衷心感谢中国中医科学院中医基础理论研究所潘桂娟研究员、北京中医药大学翟双庆教授的悉心指导与帮助。感谢中国中医科学院中医基础理论研究所对本项研究的大力支持。感谢研究生李文静、赵程博文两位同学参与了本书的文献资料整理工作。也对参考文献的作者以及支持本项研究的各位同仁，一并表示感谢。

北京中医药大学　林燕

2015 年 6 月于北京

目 录

陈实功

生平概述

陈实功，字毓仁，号若虚，别号六和堂主人；生于明嘉靖三十四年（1555），卒于明崇祯九年（1636）。明代崇川（今江苏南通）人。中医外科名家，外科三大学派之"正宗派"的代表人物，著有《外科正宗》。陈实功幼年多病，先学儒理，博览孔孟、老庄诸书；后习医业，潜心攻读《素问》《难经》《青囊书》等书；先学内科，后研外科，拜名人为师，学习刀圭之术，专心从事外科临床40余年。陈实功提倡内外并治，刀针与药物结合的外科学术思想，在后世产生了深远的影响；其崇尚医德，所著《医家五戒十要》，为医生树立了职业道德规范。陈实功之所以专攻外科，与其所处的时代、地域，以及从医经历等，都有着非常密切的关系。

一、时代背景

名医在其成长和发展过程中受到诸多社会因素的影响，因此名医的成才离不开特定历史条件下的政治、经济、文化、科技等外在因素。

（一）政治经济的稳定与繁荣加速了中医外科学的发展

陈实功生活在明代中后期，是中医药学发展的鼎盛时期，也是中医外科学的成熟时期。明代承宋金元医学发展之余绪，加之理学思潮的影响。与此同时，社会生产力水平的提高，与自然科学技术的发展等诸多因素推动医学不断发展，使中医学在明代，尤其是明代中后期，进入了全面发展的黄金时代。

1. 政治经济的稳定保证了医学的发展

繁荣的社会经济，是医学发展的重要条件。明代虽然进入后封建社会时期，但明代结束了金元时期战乱不断的局面，完成了中国的统一。鉴于战争带来的经济萧条，明政府采取了一系列鼓励经济的措施，如推行屯田、奖励垦荒、兴修水利、减轻赋税，刺激了农业经济的大力发展。与此同时，明政府对手工业和商业也采取了一系列扶持政策。军事、政治、法律制度的完备，科举制度的恢复以及学校制度的建立完善，使得明代在开国 50 多年的时间内迅速进入了富庶、安定的局面。经济的繁荣、政治的稳定，促进了科学技术的发展。在科学技术方面，天文、历法、数学、建筑学和水利工程都取得了一定的成就，出现了一批杰出的科学家及《农政全书》《天工开物》等科学技术著作。经过几十年的休养生息，政局趋于稳定，经济相对繁荣，加上中央政府的扶持，使得医学得以顺利、健康地向前发展。可以说，中医学的发展在明代进入了一个黄金时代。

2. 科学技术的进步推动了医学的发展

政治的稳定，经济的繁荣，也促进了科学技术的快速发展与进步。

明代的印刷术，在元代的基础上有所创新。15 世纪末，铜活字印刷开始流行，万历间又出现了套板印刷。印刷术的进步，使明代的出版业出现了空前繁荣的景象，除官刻与家刻，太医院也有本专业的刻本。印刷业的繁荣，推动了医著的出版。以外科为例，明代以前的外科专著不过 40 余种，而仅明一代竟达 50 种，且印刷精美，许多得以保存至今。《外科正宗》更是一完成便得立即付梓，并多次重刊排印广泛流传。

明代的冶炼业很发达，出现了年产钢铁四百吨的铁厂，钢铁质量也不断提高，这又为手术器械制作提供了有利条件。《外科正宗·卷四·开割披针喉针形第一百五十六》中，有制披针喉针法："披针，古之多用马衔铁为之，此性软不锋利，用之多难入肉，今以钢铁选善火候铁工造之，长二寸，阔二分半，圆梗扁身，剑脊锋尖，两边芒利，用之藏手不觉，入肉深浅自不难也。"工欲善其事，必先利其器。科学技术的发展，为以刀针手术应用于外科提供了客观条件。

3. 重教尊医之风促进了医学的发展

明朝建立后，政府十分重视医学教育。官办医学，即政府所设立之医学教育机构，分为中央与地方两部分：中央为太医院，地方包括惠民药局与医学（一种地方医政机构）。惠民药局为平民所设，乃沿袭宋制，平时负责救疗贫病军民，荒疫时参与政府组织的救治诊疗活动。医学是政府在地方衙门中设立的作为关注民生的职能机构，并被赋予独立的办公场地及官印。医学除为地方百姓提供医疗服务外，还不断为地方培训医务人员，同时并负责整理、刊印地方医疗文献，传承医学文化。此外，医学还有一个重要职能，即通过对医疗事故的公开处理，来赢得百姓的信赖，亦借此警告医者当精益求精。

除官办医学之外，家族传承与师徒传承，也是构成明代医学教育的重要组成部分。其对明代医学发展的贡献，甚至强于官办医学教育模式。同时，明朝在继承元朝户籍管理办法的基础上，制定了一套更加严格的分行分户、子袭父业的行户世袭制度，医户管理也不例外，从而形成了世医制度。世医制度的实行，在明代医学发展历程中起着非常重要的作用，是影响医学发展最为重要的社会政治因素。世医制度的执行，对于稳定从医人员的数量，对于弥补中央政府对医学教育普及的不足，起着至关重要的作用。

4. 明代儒士向医心理的普遍出现

明代已进入后封建时期，此时的封建政体弊端日显，走向末路，在此背景下的科举制度亦难脱此藩篱。且至明代，随着民间教育的相对普及，受教育的人员数量较前代亦大为增加。"不为良相，则为良医"，成为这一时期儒士的心理归依。大批具有深厚儒学修养的文士从医，他们或先儒后医，或弃儒从医，或儒而兼医，或知医自用，或研医著述，这无疑为当时医学的发展注入了一股新的力量。"医易相通""儒医相通"，儒士饱读经书，文学素养较高，对医学经典的领悟力更深，无论是诠释医经，还是构建医理，都远胜于前代。此外，他们广泛吸收诸如天文、地理、哲学等其他知识来丰富医学内容，并用儒家尽忠至孝、济世救人的道德规范来约束自己，提高了医者的职业修养。陈实功就是其中的代表人物。

（二）多因素文化思潮的兴盛影响着陈实功学术思想的形成

1. 宋明理学对医学的影响

宋明理学，又称宋代义理之学、程朱理学或新儒学，始创于北宋，发展兴盛于南宋、金元。至明代，太祖朱元璋独尊程、朱，理学开始成为国家的统治思想，一直延续到清末。理学的兴起，对医学领域的影响程度之深、范围之广、时间之久，较之先秦诸子百家，有过之而无不及。程朱理学探讨"仁""格物致知""太极""性命之说"等，这些均对明代医学有着重要影响。如：明代医家认为"医乃仁术也，笔之于书，欲天下同归于仁也"；"日承仁训，遂体求仁之旨，以精活人之术"；"上可以辅圣主拯世之心，下可以见儒者仁民之效，而医道不失职矣"，即是将"仁"的思想奉为圭臬。陈实功在《外科正宗·卷四·医家十要第一百五十五》中提出医生应"先知儒理，然后方知医业"。另外，宋明理学探讨的阴阳、太极概念，被引入到医学体系并加以发挥，从而促进了明代中医基础理论的不断完善，以及命门学说的深入探讨。宋明理学对陈实功"正宗派"学术思想的形成，起到了指导、渗透作用。

2. 道家对外科的影响

在中国传统文化与中医学的关系中，道教与中医学的关系较为密切，特别是道教与中医理论及养生学，道教炼丹术与中药学内容之间的关系最为显著。道教的养生术本身就蕴含着不少医学知识，道家的炼丹术则推动了外科丹药的发展，为枯痔剂、砒汞等化学药品的炼制积累了丰富的经验。

陈实功被认为是最早使用丹药的外科医家。明代万历以前，丹药尚未用于外治，是"明代嘉靖皇帝服丹中毒，使医药学中对丹剂使用由内服转向外科使用"。陈实功用水银、铅、火硝、绿矾、明矾等矿物药烧炼出白灵药，它实质上就是主要含氯化汞及氯化亚汞的化合物，也就是后来的白降丹，它的效用更强，药物和炼制方法与炼丹术更为接近。《外科正宗》中详细描述了砷汞药品的炼制方法："用铅一斤，小罐内炭火煨化，投白砒二两于化烊铅上炼，烟尽为度；取起冷定打开，金顶砒结在铅面上，取下听用。"（《外科正宗·卷四·炼金顶砒法第一百四十四》）"水银二两，用铅一两化开，投入水银听用。火硝二两，绿矾二两，明矾二两，共碾为末，投入锅内化开，炒干同水银碾细，入泥护阳成罐内，上用铁盏盖之，以铁梁、铁兜左右用烧熟软铁线上下扎紧，用紫土盐泥如法固口，要烘十分干燥为要，架三钉上，砌百眼炉，先加底火二寸，点香一枝，中火点香一枝，顶火点香一枝；随用小罐安滚汤在傍，以笔蘸汤搽擦盏内，常湿勿干，候三香已毕，去火罐，待次日取起，开出药来，如粉凝结盏底上，刮下灵药，收藏听用。凡疮久不收口，用此研细掺上少许，其口易完，若入于一概收敛药中，用之其功奇甚捷。"（《外科正宗·卷四·升百灵药法第一百四十八》）陈实功擅长用砷汞制剂治疗疮疡、痔漏等外科疾病，借其腐蚀性去顽肌死肉，便于新肉生长，早日收口。他创制的一些方剂的名称，也体现了浓厚的道家气息，如：神授卫生汤、八仙糕、玉真散、梅花五气丹、乾坤一气膏、吕祖一枝梅等。

从本质而言，外科丹药的发明，应该是外科医家对于道家炼丹术文化的认同，然后才是对它进行的利用。只是外科丹药的炼制方法更为简约实用，抛弃或者改变了炼丹术原有的烦琐复杂外衣，它涉及汞、砷、铅等多类炼丹术化合物，但以砷类化合物为主，如氧化汞、氯化汞类型的升丹和降丹等。因此，中医外科丹药的发明多与道医有关，由于其功效奇特，受到明代医家的重视，对它进行了记载和改进，从而成为外科治疗不可或缺的重要手段。

3. 西方文化的冲击

明中叶以后，西方传教士相继来华，带来了一些西方文化知识和近代自然科学知识，打开了人们认识外部世界的一个窗口，西方医学也陆续传入我国。资本主义萌芽的出现，反映到意识形态领域，则是崇尚个人权力，要求思想解放。万历年间，苏州的抗增税斗争即是这种思潮的反映。晚明时节，李贽、王夫之等唯物主义思想家，倡导讲究实际经验和学以致用。这些给医学带来了积极的影响，出现了陈实功、陈司成、申斗垣等一批思想比较先进的医家，明代外科手术到后期得以发展。不过保守思想仍然占据主要势力，如陈实功善用刀针，却被王洪绪等讥为"刽徒"。

4. 中医学术创新与争鸣

宋辽金元时期学术环境宽松，学术争鸣不断，提出了关于疾病病因、病机的新说，如：火热论、脾胃内伤学说、攻邪说、阴证论、阳有余阴不足论、相火论、三因说等。这一时期，还有大量文献对《内经》《难经》《伤寒论》进行阐发注释。脏腑辨证学说的问世，经络学说的充实完善，中药归经学说的提出，药性、功效与方剂配伍规律的研究，都在这个时期。这些中医基础理论的学术创新，极大地促进并推动了中医外科学术的发展与进步，对外科常见疾病，如痈疽、瘰疬、皮肤病等病证的认识和辨证论治水平有了较大提高，对明清时期外科的繁荣起了铺垫作用。

（三）江苏名医辈出，是中医外科的发祥地

陈实功是江苏南通人。江苏省是科技文化大省，人文荟萃，中医药发展历史悠久，历朝历代名医辈出，医著汗牛充栋，著名医家与医学文献数量居全国第一。同时，医学流派纷呈，有颇具浓厚地方特色的地域流派，如吴门医派、孟河医派、山阳医派等；有以学术思想为脉络的学术流派，如温病学派，外科正宗、全生、心得三大学派；还有以家族师徒经验传承

为模式的世医流派，如江南何氏、大港沙氏等。

江南优越的自然条件，使它早在唐代就已成为国家经济的根本。北宋灭亡后宋朝皇室迁都临安（今浙江杭州）和明王朝的建都于南京，又加速了江浙地区的开发。明初，天下税粮的近四分之一出自江浙。均田赋后，江南经济文化全面发展，出现许多商贩聚集的城市，资本主义萌芽也率先在这一带出现。商业经济的繁荣，使人口迅速增长。人口的密集，不仅需要医疗卫生服务，同时又加速疾病的发生与传播。社会物质财富与精神文明的开发，大大促进了医学的发展，使江浙一带成为明清时期医学的大本营。可见经济政治中心和学术文化中心在历史上是契合的，经济繁荣带来文化教育的普及，为人才成长创造了有利条件，成为医疗活动的自然中心。据《中医辞典》所载，明代有籍贯可考的医人中，苏浙皖三省竟占72%，有489人之众。陈实功正是是在这样环境下成长起来的医家。其他著名的医家如戴思恭、薛己、江瓘、徐春甫、张介宾等均系江浙人氏。

江苏是中医外科的发祥地，外科鼻祖华佗东汉末年生人，虽祖籍在安徽亳县，但从小就在江苏徐州读书，他的生活与行医活动都在江苏。目前可见的最早一部外科专书，是《刘涓子鬼遗方》。刘涓子为江苏丹阳人，是东晋末年的一名军医官。宋元时期影响较大的两部外科专著，《卫济宝书》的作者东轩居士，以及《外科精义》的作者齐德之，也是江苏人。与陈实功时代相近的，还有申斗垣、王肯堂、薛立斋等在外科上颇有建树的医家，也同在江苏地区行医。

此外，南方气候湿热，社会稳定，经济发达，富贵享乐思想盛行，造成多发痈疽及阴虚火热之病。客观上促进了对外科的重视和发展。

（四）临床外疾与外伤的增多加剧了对外科的需求

1. 奢淫之风多致外疾

社会经济的繁荣和商业资本的积累，提高了社会的消费水平，也助长了社会，特别是商人与市民及统治者的奢靡淫逸之风。京城、杭州等地尤甚。淫风之盛，无过于明，士子不以谈淫词为羞，文人不以写性欲为耻，戏曲歌谣，争鸣淫艳，丹青画笔，竞写春情。出自明代的《金瓶梅》《宜春香质》等艳情小说，就是当时社会风俗的写照。统治阶层中服石之风与房中术非常盛行，此淫荡之风加速了梅毒、麻风等疾病的传播，而服石又多发燥热，易生痈疽之疾。这些客观上又促进了对痈疽和性病的研究。对于痈疽病因，陈实功就有这样的认识："膏粱者，醇酒肥鲜炙煿之物也。时人多以火炭烘熏，或以油酥煿煮，其味香燥甘甜，其性咸酸辛辣，又至于涂藏厚料，顿煮重汤，以取其爽口快心，罔顾其消阴烁藏。又得于宠妾满前，精神飞旷，温床厚被，炉火围匡，每至于未饥先食，未冷先绵，快意从心，色力太过，稍有不及，便去兴阳，惟取快意于一时，不觉阴消于平日。况所生是疾者，不起于藜藿，尽属于膏粱，谁识膏粱味短不及藜藿味长。"（《外科正宗·卷一·痈疽原委论第一》）其书中对各种性传染疾病，如下疳、杨梅疮、鱼口便毒等病因有详细的描述，并立治法，列方药。

2. 战争加剧外伤的发生

明统治者自起兵至最后平定宇内各反叛势力，前后花了近五十年功夫。1613 年，清兵入抚顺后，国无宁日。中间的两百余年，又经历了靖难之役、土木堡之变、唐赛儿起义、宸濠之叛，加上备边平倭等大大小小的战争，真正太平的日子不多。战争造成的伤亡为外伤科提供了实践的场所和发展的机会，外伤、骨折及相关疾病明显增多，使人们对外科疾病更加重视。

二、从医经历

陈实功居于江苏省南通城南望仙桥畔之马家巷。他幼年多病，每次病后均有当地民间医生诊治而愈，渐渐对中医学产生兴趣。他家境素饶，自幼聪颖好学，博览孔、孟、老、庄诸书，且旦夕不离手，冥思善悟，为他以后学医打下了良好基础。在有了较高的文化修养后，陈实功又孜孜不倦地勤奋学医，先习内科，潜心研读《内经》《难经》《伤寒》等中医经典著作。在此青少年时期，陈实功"少遇异人，授以刀圭之术，既后乃肆力于医"，师从著名文学家、医学家李沦溟，受其"医之别内外也，治外较难于治内。何者？内之证或不及外，外之证则必根于其内也"的观点影响颇深，成为他数十年医疗生涯的座右铭。此外，对于古今前贤的医著、病案等一类书籍，他更是勤学苦读，爱不释手，后正式从医。在博览群言精读经典的基础上，陈实功毕生致力于外科临床实践。他学用结合，注重实践，不尚空谈。他白天看病，晚上读书，还及时总结经验教训，平时把临症中成功与失败的病例，一一记录在案，进行研究分析。学贵乎博，医贵乎精。在博学多闻后，还必须专精一门，刻苦钻研，数十年如一日，方能有成效。先学文，后习医；先内科，后外科；先广博，后精专，这就是陈实功的从医之路。

（一）先学文，再习医

作为中国古代科学技术当中的重要一项，中医学与天文、地理、历律、术数等自然学科之间有着千丝万缕的联系。同时，由于源于中国古代哲学的特质，又与易学、儒学、佛学、理学甚至是包括训诂、兵法、文史、音律等社会学科之间也存在着广泛的联系，这就要求业医者拥有广博而又精专的知识结构。

陈实功自幼就受到正规的儒学教育，文学根底精深，医学理论知识较扎实，且长于医籍校刊、疏注等文献研究。他幼年多病，从而产生了学习医学的愿望与兴趣，其潜心研读中医经典著作。陈实功认为要学好中医，必须要对文理哲各科有较深的造诣。所以他主张先学儒理，而后习医。陈实功自小就博览孔孟老庄诸书，文载医道，儒乃医源，良好的文化修养使他批判地继承前人思想，知识面不断扩大，勇于吸收新技术。他博学多才，精通古代哲学、天文学、历律学、物候学、文字学，为学好中医奠定了广博而深厚的古代文化基础。

熟读经典是成为名医最基本的要求，只有熟练掌握中医经典，灵活运用经典，才能发展中医药学，不断提高中医的临床诊疗水平。陈实功在熟读经典的基础上，还十分重视博读，广泛吸纳各家学说。医有内科、外科之别，由于当时人们受外科疾病所苦者甚多，陈实功致力学医后，先习内科，后执刀圭。他认为外科者必须兼明内科，对《内经》《难经》《伤寒论》《金匮要略》等中医经典著作仔细研究，同时博览前一时代和同时代著名医家的书籍以长进学问。陈实功在细研内科基础上精研外科，善用汤药和手术。因其博学多闻，刻苦钻研，重视医学理论，注重临床实践，加之治学不墨守成规，故成为中医外科学史上的标志性人物。

（二）重实践，精外科

中医来源于临床实践，具有很强的实践特色，临床实践是名医成才不可或缺的关键环节。陈实功充分认识到了这一点，非常重视勤于临床以获得直接经验。他在掌握了扎实的基础理论之后，通过了大量的临床实践来检验，通过实践——认识——再实践——再认识的过程，不断地总结提高，在实践中理解、检验、丰富和发展中医药理论，逐步形成自己的诊治特色。积累了大量的医案，在不断的临床实践中得到患者和社会的广泛认同。

陈实功反对按图索骥，他主张治在活法，反对固守陈规旧习，善于吸取前辈之长，敢于革新引进，创造了许多新手术、新疗法，如鼻息肉摘除术、乌龙针取食道异物术等等。同时，在药物外治法上，他也有独到的经验，如箍围消散法、药物腐蚀法等方法。

《崇川诗钞汇存补遗·卷二十九》中，有陈实功这样一首诗："游山不问径，历险自攀跻，憩足坐危石，探齐走曲溪。鸟声村落外，树影夕阳西，席地共长啸，烟霞满袖携。"从诗中可以看出，他酷爱南通五指山的秀丽风光，并乐意去历险探奇，采药济世。科学的生命在于创新，而创新发展又必然遇到守旧势力的攻击、訾毁。因此，从另一种角度解释，诗中的攀险峰、探奇径、走曲溪、坐危石，正是他一生行医艰险经历的缩影。

陈实功师古而不泥古，他对外科疾病在分析鉴别的基础上，以一种创新的精神深入研究，在总结前人经验的基础上，对中医外治法、治疗方剂、中医理论等进行了创新，终成外科巨著《外科正宗》，在中医外科学发展史上写下辉煌篇章。

（三）崇医术，尚医德

1. 谨慎扎实的治学态度

学识的增多、才干的增强、能力的发展都需要时间，都有一个较缓慢的沉淀的过程，必须为此付出一定的心血，这是任何人都无法超越的基本道理。纵览古代名医成才之路，可以看出他们的成功都是靠心血和汗水浇灌滋养而成的。陈实功治学严谨，态度朴实，认真地从点滴积累开始，最终实现了由量变到质变的飞跃。对于古代典籍，从不死记硬背，生搬硬套，而是融会贯通，灵活运用。如他继承和发展著名医家李沧溟的观点，并根据病者的实际病况，采取内治或内治外治相结合的方法，主张"开户逐贼，使毒外出为第一"，收到良好的治疗效果。

陈实功辨证精确，用药切当，巧施刀圭，治愈病患无数，在人民中享有很高的声誉，求治者甚众。因他对待患者严肃认真负责，对其一视同仁，所以他的治疗人群十分广泛，既有贫贱穷苦之人也有富贵商贾官宦之人，娼妓僧尼亦有之。这使他临床范围扩大，各种疾病的临床经验都很丰富。陈实功白天看病，晚上读书，及时总结经验教训，将平时临证中的成功与失败的案例都一一记录在案，进行研究分析。他还认为，"百千万症，局于数方，以之疗常症，且不免束手，设以异症当之，则病者其何冀焉？"所以，他治学严谨认真，坚持博采各家之长而不拘泥，敢于开拓创新，在四十多年的外科临床经验中，他创造了许多行之有效的外科方剂和手术方法。

2. 高洁的从医道德

陈实功不仅医术高超，而且医德高尚。他淡泊名利，不计其功，不谋其利，自认为"余不过方技中一人耳，此业终吾之身，施亦有限……何不一广其传，而仅韬之肘后乎"。他将40余年的行医经验及体会写成《外科正宗》刊行于世，以求惠及天下百姓，而并非秘而不宣，经验仅家传，以为私利。

陈实功在"医乃仁术"思想的指引下，坚持仁爱救人、悬壶济世的基本原则，具有不图钱财、清正廉洁的道德品质和谨慎认真、一视同仁的服务态度，成为彪炳千秋的医德典范。他将诊金所得还用于造福地方百姓，如南通市著名的长桥，就是陈实功修缮重建的。陈实功治愈江苏慕抚军的母亲的重病，被酬以重金不受，借其将破旧的木制通州桥修建成石桥。此外，他还曾在城南修建药王庙。

《通州志·卷十六·杂记轶闻》有这样两则故事："陈实功精医，冬日路遇一人，僵卧雪中，呻吟求医，功怜其寒饿，解裘复之，辄若无人焉者。揭裘视之，但见银针一支，光耀夺目，持以针人，疾无不应手而愈。""尝乘舆过狼山下，逢丐者，攀与诉饥馁，功顾道左有卖元宵者，俾饱食之。丐者食之百余，就其旁摘一草示功曰：此沧浪草也，能治发背。未几，抚军慕天颜母患发背，诸医束手……至亭畔里得草石余，疗之数日即疗。"这样传说性质的故事道出了，陈实功作为一个医者的仁爱善良之心，为他带来了更多的成就与益处。

陈实功医术高明，医德高尚，所以不仅本地人找他治病，就连外地人也纷纷向他求救。《海曲拾遗·卷一·祠墓》记载："陈公祠，祀义士陈实功，附药王庙。又，浏河有陈老相公庙，为公专设……香火最盛。"而在南通本地，他的塑像则更是被人们附祀在药王庙中；而这座药王庙，又正是陈实功捐资建造的。邵潜在《弘光州乘资》中讲陈实功："少遇异人授以医，医多奇中。已而家益裕，乃捐赀肖三皇及诸名医像祠之。"药王庙中供奉的陈实功，是属于"附祀"，也就是缘于人们对他的敬重或崇拜。而且这个陈实功的塑像也与众不同，因为他的须发是一半黑一半白的。如此的造型，同样也来自于一个民间传说。据说陈实功在一次采药时，曾遇到一位仙人为他指点迷津。而他的半边脸自从被这位神仙抚摸过以后，那边的须发就再也不会变白了。这个传说貌似有些荒诞无稽，不过它仿佛正能借此说明陈实功的医道精深、驻颜有术。这是后人对其道德学问无限崇敬和深切怀念的体现。据《弘光州乘资·卷四·人物》中记录，陈实功去世后"通人无少长，靡不殒涕云"，足见他所受爱戴之深。

总之，陈实功是中医外科学史上的代表性人物。他在理论上突出整体观念，认为疡发于外，其根在内；应详辨阴阳，主张内外治疗相配合；内治主张补托，重视脾胃功能，外治善用箍围、腐蚀、淋洗等药物外治方法，并且精于各种手术疗法。他改变了过去外科只重技巧而不深研医理的落后状况，在发展外科医学方面起到了重要作用。他认为仅凭一己之力能救治的人数和范围都十分的有限，但是如果能够将自己治病的思想与方法刊刻成书，公布于众，流传于世就可以使更多的人受益。于是他以40余年临床实践所得经验，对当时的外科学术进行了推陈出新的总结，于万历四十五年（1617）著成《外科正宗》一书。全书综述了自唐朝以来历代外科中有效治疗经验，科学性强，论述精辟，充分代表了明代时期我国外科医学的巨大成就，有很高的学术研究价值，是中医外科的经典著作。

陈实功留给我们的不仅是备受后世推崇、并对我国医学有着极大贡献的《外科正宗》，留下的是为医者的勤奋刻苦，谦逊随和，从不炫耀的一种无形的高尚医德风范。正如邵潜的《州乘资》所述："公修乎己而利乎人，趋义若嗜，为人所不能为，泂闇然笃行长者，即驾古之陈棠、吴奎靡愧也，讵仅仅以方伎重乎哉？彼能佞佛、能施僧以要虚名者，君子奚取焉。"

陈实功

著作简介

明代著名外科医家陈实功所著《外科正宗》，是外科发展史中具有重要意义的外科著作。陈实功博采众家之论，收集古人良法神术，"合外科诸证，分门逐类，统以论，系以歌，渚以法"，融化贯通，汇成一体，遂成《外科正宗》。其论源于诸家，但又不拘泥于古人之说；其法既保持了外科刀针的特点，又强调了从内治外的治疗原则。书中所载理法方药论精法详，内外皆重，对于后世医家及外科学术的发展都有深远影响。故徐灵胎评曰："此书所载诸方，大端已具，又能细载病名，各附治法，条理清晰，所以凡有学外科者问余当读何书，则令其先阅此书。"认为此书为学习外科的"入门之书。"

《外科正宗》成书于明万历四十五年（1617），写成后便立即付梓，后世更是多次刊刻，是中国医学发展史上一部重要的外科学名著。

一、《外科正宗》的内容体例

《外科正宗》，原书共四卷、157 论，论述疾病 120 余论（篇），包括病种约 141 种，可分为十一大类。其中，脓疡及特种感染 60～70 种，五官病患 5 种，口腔齿科病 10 种左右，皮肤病 20～30 种，梅毒 3 种，以及各种如咽喉异物、化学中毒、自戕等急救学数种。这是迄明代为止的外科专书中列证最多的著作。全书每卷下设症，各症独立成篇，每篇先述病因病机，阐明症状，次明诊断预后，再言治法方药，方之下括以四言歌诀、主治证候、修制方法，篇后附有典型医案，共记载了成功与失败的医案 149 则，载方 407 首，而外治方达 133 首之多，既有通治，又有专方，自成一体，条分缕析，层次井然。书中画有痈疽图形三十六幅，其中，特有妇人 4 图，婴儿 2 图，直观形象准确。全书体例完备，条理清晰，图文并茂，别具一格，着眼于临床，突出个人见解，治法用药与证候密切结合，从证究因，审因从治，不仅探求外疡机理与整体脏腑的关系，而且从实践中阐述疮疡共性中之个性，故迄今仍具有较高的临床实用价值。《四库全书总目提要》称赞其"列证最详，论治最精"。

卷一为总论，详细阐述了痈疽形成的原因，治疗的法则，辨别阴阳虚实的方法，痈疽初起、成脓、溃后各个阶段的不同诊疗原则及方法，和痈疽的逆顺生死预后。并附方剂、验案、调理方法和图形。

卷二为疽毒门，详细论述了脑疽、疔疮、脱疽、瘰疬、鬓疽、咽喉病、时毒、瘿瘤、肺痈等疾病的病因病机，诊断方法，治疗原则，并各附病案及方剂。

卷三为痈毒门，论流注、乳痈、附骨疽、肠痈、脏毒、痔疮、下疳、鱼口便毒、囊痈、悬痈、臀痈、杨梅疮、结毒、多骨疽等疾病的病因病机，诊断方法，治疗原则，并各附病案及方剂。

卷四为杂疮毒门，论述了耳鼻喉、眼、皮肤、外伤、妇、儿等各类外科相关疾病的病因病机、症状及治法。重要外用药物的制备方法如：玄明粉、红铅、蟾酥、附子等；外治法及手术方法。并提出医家五戒十要篇是行医的道德准则规范。

二、《外科正宗》的传本系统

在流传过程中，经多次重刻、重订、批校，现存各种版本近百种，根据其内容、卷次和渊源可分为三大传本系统。

四卷本传本系统。该传本系统主要有：明万历四十五年原刊本、明崇祯四年刻本、清康熙三十八年刻本、日本宝永三年刻本、清乾隆二年刻本、人民卫生出版社 1959 年铅印本等 10 余种。

十二卷传本系统。该传本系统经清·张鹜翼重订，名《重订外科正宗》，内容不变，仅是将四卷本分析为十二卷，改为十二卷本。现存主要版本有：清乾隆五十年刻本、清乾隆五十一年刻本、清嘉庆十一年敬文堂刻本、清道光元年武林三德堂刻本等 10 余种，《四库全书》将其收录，给予其"列证最详，论治最精"的评价。

徐批十二卷传本系统。该传本系统是由清代医家徐灵胎批校、刊行后逐渐形成的传本系统，后世谓《徐评外科正宗》。此传本系统的现存版本最多，主要有咸丰十年（1860）海宁许楣加案增订《外科正宗》，以徐批为主，间附按语，采入各方中以《外科全生集》为多，并厘定体例、商榷按语、往复辩论、以成其是，更为《校正外科正宗》；后有光绪十九年（1893）图书集成印书局铅印本等 20 多种。民国二十四年（1935），曹炳章将《徐评外科正宗》收入《中国医学大成》中。本书还流传到日本，有宝永三年（1706）宣风坊井上忠兵卫版、宽政三年（1791）芳兰榭刻本。新中国成立以来，也多次影印此书。如 1955 年上海锦章印书局，石印《校正外科正宗》12 卷；1956 年人民卫生出版社影印崇祯四年的版本，为目前通行本。

在上述传本系统中，四卷本传本系统和徐批十二卷本传本系统的学术影响和学术价值较高。

《外科正宗》综述了唐代以来历代外科中的有效治疗经验，科学性强，论述精辟，能充分代表明代外科医学的重大成就，具有非常高的学术研究价值。该书在全面继承明代以前中医外科学理论与临床成就的基础上，系统总结了陈实功长期临床经验和理论认识，对中医外科疾病的病因病机、诊断治疗、治法方药体系加以完善和提高，丰富和充实了中医外科学理论、方法和临床经验，为中医外科学的进一步发展奠定了基础，对后世外科医家的成长具有深远的影响。其外科疾病诊治体系，至今仍具有重要的研究和实用价值，是学习中医外科学的必读之书。《外科正宗》印行后，还流传到日本、朝鲜等国，具有一定的学术影响。《外科正宗》中"医家五戒十要"篇对医生提出了严格的要求，提出了比较全面的医德规范。此篇实为我国最完备的医德文献，被美国《生命伦理学百科全书》全文收录，被认为是世界上较早成文的医德法典。

陈实功

学术思想

一、学术渊源

20 世纪 50～60 年代，南京刘再朋教授提出将外科学术流派分为"正宗派""全生派""心得派"，得到了中医外科界的普遍认同，并写入了全国高等中医药规划教材。"正宗派"的特点为：注重全面掌握传统外科理论和技能，临证每以脏腑经络为辨证纲领，治疗内外并重，内治长于消、托、补，外治使用多种外用腐蚀药和手术方法。因此，内外并重是正宗派的不二法门与重要特色，"并重"是指二者都不能偏废，要求既擅长内治又不能忽视多种外治方法，特别是必要时采用多种外科手术。

陈实功是明代成就最为卓著的医家，他重内治，认为"痈疽虽属外科，用药即同内伤""内之证或不及于其外，外之证则必根于其内""盖疮全赖脾土"。同时他善用多种手术方法，外治多用腐蚀药或刀针去腐、泄脓、扩创引流，主张"脓既已成，当用针通"，并记述 10 余种外科手术方法，清《外科大成》《医宗金鉴》等多宗此书。陈实功因其卓越的成就，被推举为"正宗派"的代表人物。

陈实功的学术思想，是在继承与吸纳了明以前的各种外科治疗思想与方法的基础上建立的，经历了起源、形成与确立的过程。

（一）"正宗派"思想的起源

春秋战国时期的巨著《内经》，奠定了外科学的理论基础，其中有著名的论述如"高粱之变，足生大疔""营气不从，逆于肉理，乃生痈疽"。《灵枢·痈疽》中载有几乎遍及身体各部位的痈疽疮疖，并最早提出用截趾术治疗脱疽。汉代出现了我国历史上最著名的外科学家华佗，他开创外科麻醉手术的先河，首创"麻沸散"，这对外科手术的施行奠定了良好的基础，也是第一位有史可考的进行过外科手术的医家。陈实功在《外科正宗》中，重视开刀腐蚀等外治方法，一改过去偏于消托补的内治、轻于刀针腐蚀的保守疗法，在明代民间可谓独树一帜，可以说是继外科手术家华佗之后第一个提倡外治解除外科疾病的外科学家。

《刘涓子鬼遗方》，是晋末医家刘涓子在江苏丹阳郊外巧遇"黄父鬼"时所遗留的一部外科专著《痈疽方》10卷（今本只存5卷，又称《神仙遗论》），后经北齐龚庆宣整理而成的外科著作，也是我国现存最早的中医外科专著。书中引有《灵枢·痈疽》相关论述，在"痈疽有三"等节中多处涉及脏腑经络辨证内容。该书消补托的内治法尚未成熟，但多处提及托和补法的方药运用。由此可见，书中"用药法"已有按不同阶段的用药雏形，如初起外用围药、唤脓散、聚毒散外贴、溃毒外透，又内服排脓缩毒内托方药；候脓成逐次破穴，若脓大泄，急需托里内补或排脓拔毒，脓尽肿平用生肌暖疮和气药，很明显已分为"初起""脓成""脓尽"3个主要阶段，且每一阶段都有相应的治疗方药。初起力图消散、成脓后强调（托脓）排脓、脓溃后生肌的治疗原则及其方药已经产生。

《刘涓子鬼遗方》的主体，是140余首外科内服外用方。其中有多首薄贴及生肌膏方、膏剂多达60余种。书中有多处切开排脓治疗痈疽的著名记载，如"当上薄者，都有脓，便可破之。所破之法，应在下逆上破之，令脓得易出，用铍针。脓深难见，上皮厚而生肉，火针"。还有使用熟铜针、熟铁大针穿刺排脓的多种使用方法及注意事项，同时用引脓托里汤药。"用药法"中外用围药、贴药、热熨与托里排脓、生肌、调脾、消毒等诸内治法并用。其学术主张，显而易见属于内治及多种手术方法并用。从现存外科专著的角度看，可以推为"正宗派"的最早起源。

（二）"正宗派"思想的形成

1. 明代以前的外科著作与思想

宋·陈自明的《外科精要》，初步树立了"治外必本诸内"的指导思想。其从人体是一个有机整体的出发，结合临床实际，认为痈疽虽生于体表的某一部位，但与内脏、气血、经络并非无关，而往往是整体性病变在局部的反映。所以，反对单纯局部治疗，提倡内外合一多种方法结合的综合性疗法。

元·齐德之著《外科精义》，继承前代精华，参以个人经验，使专著的规模较前代有了一定的扩充，内容逐渐系统和规范，成为外科专著从早期迈入成熟之前的阶段。最为重要的是，增加了医家本人的见解和使用外科方药经验在书中的比重，使其学术价值明显提高，对后世外科产生了重要影响，开创明清外科不同学派学术思想产生之先河。其诊断辨证，涉及脉诊、辨疮疽疔、辨脓、辨肿、论虚实浅深、善恶等，论述的理论范围较前代明显扩大。强调脉诊更是本书的重要特色，共达 7 篇之多，内容远超前代外科文献。其对前代较少论述的疮疽肿虚实法、辨疮肿浅深法等有新的总结。其"论三部所主脏腑病症""论疮疽肿虚实法"等节，属于脏腑经络辨证内容。内治，列内消法、托里法、止痛法、用药增损法、疗疮肿权变通类法，卷下列方 145 首；外治"罗列砭镰、贴熁、溻渍、针烙、灸疗、追蚀及嚏药、锭子、导管等多种治法及外用药"。可见，外科内外兼治的方法，至此已趋全面和基本成熟，已具"正宗派"的雏形。

2. 明代早期的外科著作与思想

王肯堂《证治准绳·疡医》，汇集《内经》《鬼遗方》《外科精义》等近 20 部医籍中有关外科内容，以及陈无择、李东垣、朱丹溪、薛立斋等名家医论、集方 1170 余首。作者在自序中主张，"然未有不精乎内，而能治外者也"。书中每症附有多则医案，不少方面与《外科正宗》类似。就脏腑经络辨证而论，书中遍引《内经》有关疮疡论述，其中不少着眼于此。如卷一专门列有"分经络"一节，认为"治病不知经络，犹捕贼不知界分"，并详列诸经引导药。同时有"内消""内托"两节，肿疡治法中有多首"内消""内托"方，补法用方在全书中占有重要比例。如：溃疡一节中强调，或"当内补托里""宜补气生血""若瘰疬流注之证，尤当补益"，列补虚相关医案及多首方剂。卷一列有"针烙""砭镰"两节，对火针形状及烙法有具体介绍，认为"当用针烙而不用，则毒无从而泄"。书中记载的丹药有三品锭子、紫霞锭子等4种，同时也符合"一般是按病变过程（肿疡和溃疡）来辨证施治"的要求。书中卷一卷二，有从肿疡和溃疡的角度分别进行治疗诸法及选方的论述。

薛己在临床上以擅长外科著称，著有《外科心法》《外科发挥》《外科枢要》等外科著作。他一改以往疡医以症就方的积习，将中医整体观念及辨证论治原则引入外科临床，四诊合参，详审标本虚实论治。其注重脾胃、擅长温补的思想，及外治针砭穿刺、灸熨温阳的方法，在很大程度上影响了陈实功。

稍早于《外科正宗》的《外科启玄》，书中"明疮疡部位所属经络论"、"明疮疡生十二经络当分气血多少论""明疮疡已溃未溃发热恶寒论"等节，就是典型的脏腑经络辨证内容。申斗垣一方面重视内治，如开篇即谓"外之一字，言疮虽生于肌肤之外，而其根本原集于脏腑之内""对症主治内托为本"，列消、托、补三法专论，外敷内服方剂250首。另一方面，他又崇拜华佗并深为其刮骨剖腹等手术未能传世而惋惜。外治主张疮疡脓成不宜开迟，"死肉当(早)去""或以针刀割去，缓以腐肉锭子或末药或膏药贴之"，撰"疮疡宜针论""疮疡宜砭镰论""明疮疡宜火针论""明疮疡宜烙论""明疮疡宜刀割论"与手术有关的五论，对于针、砭，特别是火针及烙法的使用原则及方法详加讨论；对痔漏用枯痔药，对于筋瘤赘主张"可以芫花煮细扣线系之，日久自落，或以利刀去之"。此法陈实功在《外科正宗》中有载，即"煮线方"。其主要学术思想也多有相似之处。因此，如果从学术思想和特色考察，申斗垣应毫无疑义地属于正宗派。

（三）"正宗派"思想的确立

由此可见，明代万历以前著名的外科专著基本上都是内服外治并行，外科医家基本上没有考虑忌讳外科手术的问题，除元代以前丹药在外科文献记载不多外，其他多种外治方法在临床中基本上已得到广泛运用。应该说，这种内外并重的风格是外科学术的主流。陈实功博闻强识，参阅前贤及同时代著名医家的书籍，并致力于外科临床实践。他博取各家之长而不泥守，从理论到实践都有独到见识，富有创新性和启发性，具有鲜明的学术特点和实用性。其所著《外科正宗》反映了明以前中医外科的成就，内外治并重，"列症最详，论治最精"，较全面地体现了中医外科的理论与技能，占领着外科学术的主流思想，使外科学术的发展趋于成熟，学派的建立顺理成章，水到渠成。其学术思想主要表现为：

其一，将阴阳、脏腑辨证应用于外科疾病，重视人体的整体性。认为外科疾病与内在脏腑的乖变息息相关，指出七情六欲、膏粱厚味、风寒暑湿燥火疫毒是疮疡的病因，水火阴阳失调、气血凝滞、脏腑乖变、关窍不能宣通是疮疡的病机。故从脏腑经络论治疾病，确立治法，辨识疾病阴阳属性更是辨证的重中之重。

其二，内治与外治配合应用于疾病的治疗，不偏颇。在不同的病变阶段，配合使用相应的内服方与外治法。强调业外科者必须有内科学基础和经史知识，认为"外之证必根于内""痈疽虽属外科，用药即同内伤"，重视内治。总的治则是"解毒活血、消肿散瘀"，有消法、托法、补法三大内治之法。

其三，外科治疗以断根泄毒，使毒气外出为第一。善用刀针泻脓、灸法、围药溃脓消肿，腐蚀药提脓去腐。陈实功外治强调开户逐贼，以使毒外出为第一。他创制了如意金黄散、回阳玉龙膏、生肌玉红膏、太乙膏、冰硼散、托里消毒散、透脓散、保元大成汤等外科经典方剂。对脓肿主张尽早用刀针扩疮引流，使脓管通畅，反对单纯采用保守疗法。介绍了许多有价值的手术方法，如鼻息肉摘除术、乌龙针取食道异物术、下颌关节脱臼整复术、气管缝合术、痔漏挂线术、脱疽截肢术等。陈实功主张应用得法全在于"活"字，他在《外科正宗·卷一·痈疽治法总论第二》曰："治在活法，贵在详审"。所用外治方法多种多样，包括擦药法、掺药法、塞药法、磨涂法、漱口法、熏洗法、吹药法、点药法、敷贴法、熨法、探吐法、垫棉法、神灯照法、药筒拔法、插药法（腐蚀法）、针灸等。除外治法外，所载外用药物的剂型十分丰富，有散、丸、丹、膏、熏、洗、敷、栓、漱、吹噙、膏、锭、酒、醋、纸剂、药线等，仅膏剂而言又有油膏、蜡膏、乳膏、灰膏等，可谓琳琅满目、不胜枚举。陈实功使用剂型也十分灵活，如酒剂可内服也可外用，外用又包括酒调敷、磨涂等。

其四，顾护脾胃的思想贯穿于治疗的始终，用药慎用寒凉攻伐，善用健脾胃药物配合治疗。陈实功强调"治疮全赖脾土"，脾胃对外科尤为紧要，用药重视顾护脾胃。并将重视脾胃贯穿于全部治疗活动中，用药切不可攻伐胃气损伤元气，"节饮食、调寒暑、戒喜怒、省劳役"是调养脾胃要法。对于护理，主张"冬要温床暖室，夏宜净几窗明""饮食何须戒口，冷腻硬物休餐"，安定心神，保养情志。

其五，医德高尚，提出"医家五戒十要"的医学伦理思想。陈实功医德高尚，他的"医家五戒十要"篇专门论述医家的专业学习、思想修养、言行举止、服务态度及如何处理医家之间的关系等。如不计较诊金，对贫富患者一视同仁，勤学医术，精选药物，谦和同道等。陈实功认为此五戒十要诚为医家之本。

二、学术特色

陈实功注重全面掌握传统外科理论和技能，临证每以脏腑经络为辨证纲领；治疗内外并重，内治长于消、托、补，外治使用多种外用腐蚀药和手术方法。重视整体和辨证论治，审因论证，辨别阴阳虚实。重视脾胃，"盖疮全赖脾土，调理必要端详"。疾病的治疗过程中，始终注意脾胃的调补，遣方用药慎用寒凉，补益脾胃，充实气血。后期养生调护也尤其注重饮食调理，以"养生之道，不损脾胃"为度。内治用消、托、补三法。消法是肿疡初起，毒气已聚，未成脓腐，邪盛正实的消除邪毒方法；托法是疮疡脓成而不消，邪实正虚的治法；补法是疮疡脓溃后邪正俱虚的治法。注重手术和药物外治，"开户逐贼，使毒外出为第一"。创造了许多有价值的外治手术方法。

（一）立足整体认识疾病，审证求因，详辨阴阳

1.论病立足整体

陈实功认为，"治外较难于治内何者？内之症或不及其外，外之症则必根于其内"，这是他治病的指导思想。中医学认为，"有诸内，必形诸外"，人体是一个统一的整体，痈疽疮疡虽是外科疾病，但是与内在脏腑都有很大的联系，把局部表现与全身阴阳气血的盛衰综合进行辨证。七情、六淫、饮食起居失常等致病因素，均可影响脏腑气机，五脏不和，六腑不通，自内外发，留结为痈。治病必须把握整体情况而进行辨证论治，他指出："凡看人病，兼视其形色，后与脉病相参，诚识于此，以决其终。"陈实功在对外科疾病的认识上，突出了整体观念。他认为"外之症则必根于其内"，也就是说外症的发生不仅仅是体表的病变，而是与内在因素有着十分密切的联系，提出六淫、七情、饮食等致病因素先使气血、脏腑发生乖变，而后

乃外发为痈疽。故他说"六淫伤气血，七情干脏腑""凡发痈疽者，未有不先伤五脏而后发之""痈疽多由脏腑乖变，关窍不得宣通而发"。这说明痈疽的发生与气血、脏腑有密切的联系，气血、脏腑的异常能直接影响痈疽病情的变化。也就是说，痈疽在体外发生的症状，也反映了体内气血、脏腑的异常变化，不能孤立地来看痈疽，而应当根据人体的整体状况来判别。

2. 诊疾必先求因

陈实功认为，痈疽成因有二：一是由"火热"之毒引起。因为外感六淫、内伤七情、饮食劳倦在病程中均可化热生火。"火既生，七情六欲皆随应而入之，既入之后，百病发焉……发于外者，成痈疽、发背、疔疮。"二是因虚致疮。陈实功强调，疮疡的发生也与内伤正气关系密切。言"是为疾者，房劳过度，气竭精伤……以致真水真阴从此而耗散；既散之后，其脏必虚，所以诸火诸邪乘虚而入。既入之后，浑结为疮"。此类疮疡，治宜扶正祛邪，攻补兼施。对疮疡之因不加明辨的医家，虚证疮疡每被忽视，一遇疮疡不辨寒热虚实表里，动辄施予攻伐之品，致邪毒内陷，变证丛生。对此弊病，陈实功甚为感慨，指出："不论症之新久，本之虚实，又不悟因虚致病，因病致虚，一律妄行攻之，如盲人骑瞎马，半夜临深池，岂不致危哉。"

（1）**百病由火而生**　陈实功把痈疽的发病，归结于水火动静失常。他认为："凡人处世而无疾病者，水升火降精秘血盈也。""盖谓静则生水，动则生火；又水能生万物，火能克万物，故百病由火而生。火既生，七情六欲皆随应而入之；既入之后，百病发焉。发于内者，为风劳、蛊膈、痰喘、内伤；发于外者，成痈疽、发背、对口、疔疮。"

痈疽病因虽有多种，但其发病机制不外乎气血凝滞，经络阻塞，郁而化热，热甚则肉腐，肉腐而为脓。在这一病变过程中，火毒为害是显而易见的，说明了痈疽病变过程中的必然规律。即痈疽一旦形成，火毒征象必然存在，尤在疮疡初期。另外，水与火是相对的，痈疽病变过程中多表现为水亏火旺，通过治疗使水火既济则人体阴阳自可恢复平衡。故陈实功在痈疽治疗上重视清火解毒，同时又指出不可纯用凉药，以免冰凝肌肉留下后患。

（2）**饮食情志致病** 《素问·生气通天论》说："膏粱之变，足生大丁。"膏粱厚味在痈疽疮疡疾病的发生与发展过程中有重要影响。劳伤房欲，伤及阴精对本病也同样有影响。陈实功指出："膏粱者，醇酒肥鲜炙煿之物也……其味香燥甘甜，其性咸酸辛辣……消阴烁脏。""快意从心，色力太过，稍有不及，便去兴阳，惟取快意于一时，不觉阴消于平日。"陈实功再三告诫人们："凡知命者，当远之避之，择而用之可也。"

陈实功就七情内伤导致脏腑乖变而引起痈疽的原因论述说："七情六欲者，盗人元气之贼也。人能疏于此者，无不多安多寿，人若亲于此者，无不有损有伤。"又言："凡发痈疽者，未有不先伤五脏而后发之……五脏不和则六腑不通，六腑不通则九窍疲癃，九窍疲癃则留结为痈。盖痈疽必出于脏腑乖变，关窍不得宣通而发也。"

3. 审证首辨阴阳

陈实功生活于明朝中后期，时医多承元代医风，临床无不注重于清润寒凉直折火毒之剂，尤其对疮疡之因只知其一不知其二的医家，虚寒性疮疡每被忽视，一遇疮疡不辨寒热虚实表里，动辄施予攻伐之品，致邪毒内陷，变证丛生。他批评感慨道："常见治者，不论病之新久，本之盛衰，又不悟因虚致病，因病致虚，其中又有虚热、虚寒之别，一律妄行攻之，如盲人骑瞎马，半夜临深池，岂不致危哉。"所以他辨证讲究整体，要把局部表现与全身阴阳气血的盛衰综合进行辨证。"先要从容立定主意，以见标日期为始，到今几日，看疮形与日期可否相对，相应则多吉，不应则多险。次看受病之源，发于何脏腑，出于何部位，但身体有上下，部位有险否，形色辨顺逆，精神论有无。再看年纪老壮，气血盛衰，发阴发阳，毒深毒浅，以阳为易治者多生，以阴为难治者多死。方诊脉之虚实，可知顺险，以决其终。"

《外科正宗》书中，有"痈疽阳证歌"和"痈疽阴证歌"，从病势、病位、主症、舌象、脉象、皮温、皮色、肿形、硬度、疼痛、脓液、疮面等方面详细鉴别阴阳。其论"阳证"说："纯阳初起必焮肿，更兼身热有微寒，顶如尖字高突起，肿似弯弓根有盘。七日之间多焮痛，二七之间脓渐漫，动息自宁食知味，二便调匀无泻干。肿消脓溃精神爽，脱腐生新气血完，五善自然臻并至，七恶全无半点干。痛便随脓减，肿退自肌宽；新肉已生红艳艳，腐皮自敛白漫漫，一身多爽快，五脏尽和欢。"论"阴证"说："纯阴初起不知疮，粟米之形疙瘩僵，不红不肿不知痛，少热少焮少提防。七朝之后身体倦，疮根平大喜浇汤，顶不高兮根不活，色不光兮腐不酿。陷软无脓空结聚，脉浮散大细飞扬，饮食不餐身战战，尝汤止许意忙忙。疮上生衣如脱甲，孔中结子似含芳，脓多臭秽身难便，举动怆惶韵不长。疮形成紫黑，面色变青黄；精神昏愦多鼾睡，言语无人自发扬，口干多舌强，痰喘定身亡。"陈实功认为，只有紧紧抓住阴阳虚实之原委，治疗才不会发生原则性的错误，对疾病的预后转归也心中有数。

此外，陈实功在外科疾病辨证过程中，还尤为重视脏腑辨证。其根据疮疡的外在表现形式，看清受病之源，明确疾病发于何脏腑，从而可根据脏腑部位选择不同的治疗方法。

4. 明察善恶顺逆

中医辨善恶顺逆，是判断疾病转归预后好坏的一种方法。陈实功在前人的基础上编成了"痈疽五善歌""痈疽七恶歌""论病生死法""察形色顺逆"，对辨善恶顺逆进行全面总结。陈实功临证非常重视观察病人形色顺逆，"凡看人病，兼视其形色，后与脉病相参"，力求"诚识于始，以决其终"。提出通过四诊合参，细致入微的全身和局部症状的诊察来判断病人预后情况。如其论病生死法："疮从疙瘩起，有脓生方许，肿溃气昂昂，不治自安康。根高顶又高，八十寿还烧，疼痛易腐烂，任大终无恙。疮高热疼，虽苦必然生，疮软无神气，应补方为益。肉肿疮不肿，必竟生疑恐，脓秽不进食，泄泻黄泉客。疮色猪肝紫，无脓必定死。"这些描述，为其临床诊治中对预后判断的经验总结。值得一提的是，陈实功"肉肿疮不肿"的论述尤为独到。他认为疮肿肉不肿者曰肿，属阳，顺；肉肿疮不肿者曰漫肿，属阴，逆。以此判断顺逆方法，为后人所重视。

（二）论治强调内外并重，"开户逐贼"，临床贵在"活法"

1. 强调内外并重

综观中医外科发展史，自宋元时强调整体观念，重视内外结合，而将这一理论引用在外科上首推陈实功。他认为，"疮疡之为病，毒邪由表入里，流窜经隧，深伏脏腑之故"，必须内外同治，方可相得益彰。内治是"先断根本"的使毒内消之法。他根据"外之症必根于其内"，指出治本即可调理脏腑气血，因为"发痈疽者，未有不先伤五脏而后发之""五脏不和则六腑不通，六腑不通则九窍疲癃，九窍疲癃则留结为痈""诸疮原因气血凝滞而成"。因此，从内治，使脏腑得安，气血流畅，关窍宣通，则毒气有内消之路。然而，陈实功又认为"医之别内外也，治外较难于治内"，因为外科病，非单纯内治所能全部解决问题，尤其在疮疡初、中期，需要配合清洗、外敷、刀针、腐蚀等法，以"治标病""令脓毒外发"，方能使病情向善转归。反之，失于及时的外治泄毒于外，则有毒邪内攻之虑。尝谓"消疮先断根本，次泄毒气，无得内攻之妙"，即概括了内外并重，标本同治观点。陈实功重视内治法，也十分重视外治法，从而克服了或偏于内治，或偏于外治的倾向，为后世指出了治疗外科疾病的正确观点和方法。

2. 提倡"开户逐贼"

自古以来大多数外科医家及外科医籍偏重内治者为多，忽视了外治法的重要作用。而陈实功从临床实际出发，提出"开户逐贼，使毒外出为第一"，而且是在内外并重的前提下重视外治法。为此，他提出了许多外治手术方法，这不能不说是中医外科治疗技术的一大重要改革和进步。

陈实功认为，凡痈疽经内消和箍肿不散，内脓已成之时，急宜配合刀针手术切开治疗，取"开户逐贼"之意，迫使脓毒外泄，从而达到早期治愈之目的。主张"脓胀而痛者急宜开割之"，并明确指出"脓已成当以针通，此举世自然之良规也"。也就是说对脓成者要施刀针之术，开窍发泄，作为常规方法，务使毒气内疏外达，"此为疡科第一"。陈实功还特别强调局部辨证，言"必当验其生熟、浅深、上下而针之"，还要注意疮形与日期是否相对。而按之坚硬不痛者为无脓，不宜针法。尤其对气瘿、血瘿、顽毒、结核四证，俱不可轻用刀针掘破，对失荣之症（相当于现代转移性癌肿），更忌用刀针。

陈实功在应用刀针的同时，也明确提出刀针之法的禁忌证，而对一些疔毒、瘰疬、坚硬顽疮等则采用线药来开泄。如其倡用的立马回疔丹治针刺后或误灸失治，致疔毒走黄险症；用蟾酥条化腐消坚，有未成者即消，已成者即溃之效。又瘰疬一症，日久坚核不消，而且服药不效者，他提出了"腐而溃之"的外治法，用三品一条枪、蟾酥条等，针后插入或点敷其核自落，收以药代刀之效。

3. 临证贵在"活法"

陈实功治法灵活有度，善用汤散丸丹等药。所谓："为医善用方，如将善用兵……其要在知人之强弱，识病之内外，究病之浅深，察时之顺逆，然后可汗、可攻，或吐或下，或宜和解，或宜补益，又知某汤善汗，某散善攻，某丸善和，某丹善补，因其病而用其方，如矢发机投之必中，中之必胜，胜之则病无有不愈之理。此为医得方、用方之大法也。"他诊病之时，每沉思细察，务求丝丝入扣，内疏外治得当，刀针药物配合默契。用方若为古者，则必不拘泥墨守而灵活变通，若古之无方者，则另辟蹊径，创制新方。其用法调配更是变化多端，奥妙无穷。所谓："又在临用之际，顺合天时，洞窥病势，使使引为当也。""方不在多，心契则灵，症不在多，意会则明。"陈实功所用汤散丸丹，熏洗熨敷；酒剂、栓剂、吹剂、膏剂、纸剂、漱药剂、噙化剂；艾灸法、神灯照法、刀针切割法、煮拔筒出脓法、肥皂掺药外洗法、腐蚀法、桑木灸法、垫棉法等，可谓灵活多样。为适应千变万化的复杂病情，陈实功不仅以一种剂型变多种用法，而且常改变剂型施用。譬如蟾酥锭磨涂，三品一条枪插疮孔，清音噙化丸含服，甘草汤漱口，银杏散塞阴等，非常灵活。正所谓"医者贵乎多应变，不可偏执用其方。"

（三）外治善用腐蚀，精于手术疗法

陈实功在外科疾病手术、药物外治方面的成就最为突出。陈氏认为通过施行外治之法，使脓、恶血、腐肉得以去除，是宣泄毒气、减轻损害、防止邪气内伤正气的重要手段。主张使用腐蚀之药、药线、刀针、利剪等清除顽肉死肌，疏通脓管，促使毒邪排出体外。

1. 外治善用腐蚀药

陈实功主张内外治疗相配合，在外治方面突出的一点是善于运用腐蚀药品。如疔疮之用"立泻四疔丹"（蟾酥、硇砂、轻粉、公丁香、蜈蚣、雄黄、砂、乳香、麝香、金顶砒）插入疔疮溃口内，可追出脓血疔根。瘿瘤用"枯疬方"（白砒、硇砂、黄丹、轻粉、雄黄、乳香、没药、硼砂、斑毛、田螺）敷之，其瘤自然枯落。瘰疬、疔疮、发背、脑疽、痔瘘用"三品一条枪"（明矾、白砒、雄黄、乳香）研末炼制成药条，阴干后插入疮孔内，可使疔头腐肉、管壁诸物自然排出。上述药品的炼制使用，对后世运用腐蚀药起了承先启后的作用，影响很大。譬如，现在仍在临床上使用的白降丹、黄升丹、红丹均从"三品一条枪"演变而来。同时现在中医外科能用的化腐药物大多是从陈实功使用的腐蚀药中衍生精制而成。由此可见，陈实功在运用腐蚀药方面,是匠心独具的,并给后世在广泛使用腐蚀药物治疗多种疾病甚至恶疮顽疾起到了极大的推动和指导作用。

2. 创新多种外治法,精于手术疗法

陈实功"外悉诸刀圭之法",创造了许多有价值的外治手术方法,如鼻息肉摘除术、乌龙针取食道异物术、下颌关节脱臼整复术、气管缝合术、痔漏挂线术、脱疽截趾术等。药物外治方面,有箍围消散法、药物腐蚀法、药煮筒吸拔法、淋洗浸渍法、灸法等。其中许多治疗方法和治疗原则至今仍为现代临床外科所采用。

陈实功在外治方面尤精于手术疗法,他在自序中说:"余少日即研精此业,内主以活人心,而外悉诸刀圭之法。"临床上他擅长刀针手术治疗痈疽、疔疮、瘰疬、脱疽、痔瘘、肿瘤等症,这体现了他"排毒外出第一"的学术观点和"开户逐贼"的治疗宗旨。陈氏还进一步完善了传统针刺排脓法,对于疮肿已在十日之上,当化脓而不化脓,当溃而不溃,疮形坚硬,平坦漫肿,消托无效,正气不足,疮根深固,毒气难出者,主张在辨清证候的基础上,积极使用针刺排脓。通过针刺发泄,使毒气外出。

陈实功在药物外治方面也有独到的经验,如用如意金黄散、回阳玉龙膏等围药消散疮疡,蟾酥条、三品一条枪、立马回疔丹等药物腐蚀赘生物,药煮筒吸拔法,淋洗浸渍法等不一而足。他临证讲究灵活变通,常综合运用多种外治方法,因症而施,绝不拘泥刻板。如他治疗发背脓毒不得外发,烦躁,毒邪可能内攻者,先用铍针法在疮顶一寸内品字放开三小孔,深约寸许,后以煮热药筒对疮上吸住,拔出脓血。陈实功把开泄放毒与腐蚀药有机结合起来运用,提高临床疗效,防止出现变症。

(四)内治遣药遵"三法",调理脾胃,重视气血

1. 内治善用消、托、补三法

陈实功在整体观念和辨证论治外,在内治中结合外科疾病的发生发展

和邪正消长趋势，制定了提纲挈领的消、托、补三大常法及使用原则。其云："疮之初起，理当升发；溃脓之后，不可用内消，宜用托药……或已发出而不腐溃，根脚坚硬，或软而散大者，急投托药，大补脾胃……若已溃而色不变红活，亦不生肌收敛，疮口晕大，肿痛不减，胃气不回，急需峻补。"疮疡正邪相争和转化的过程，可分为三个不同阶段，即初期、中期（成脓期）、后期（溃后）。初期尚未成脓之时用消法，使之消散；中期脓成不溃或脓出不畅阶段，用托法，以托毒外出；后期体质虚弱者，用补法，以恢复正气，使疮口早日愈合。这三法是疮疡内治法的总则。

（1）**消法** 消法，是肿疡初起，毒气已聚，未成脓腐，邪盛正实的消除邪毒方法。即是用消散祛邪的药物，使初起尚未化脓的肿疡得以消散吸收，在具体应用时，又必须针对病因病情运用不同的方法。如有表邪者解表发汗；里实者通里攻下；热毒蕴结者清热解毒；寒邪凝滞者温阳通腠；气滞者理气行气；血瘀者活血化瘀等等不一而足。

①**解表法** 关于肿疡的治法，陈实功陈实功提到"身体拘急，脉紧恶寒，饮热就暖者，邪在表也，宜汗之。"即邪毒在表之证，宜用解表发汗的药物使停留于肌表的毒邪，随汗而泄。陈实功说："凡疮初起，七日之前，或已灸之，后未服他药，身体发热，宜用蟾酥丸，一服得汗解为妙，或万灵丹发汗亦可，所谓毒气随汗而散，最为捷径。"陈实功除用蟾酥丸、万灵丹之外，还常用荆防败毒散、防风通圣散去麻黄或双解散加桔梗、天花粉等解表发汗。

②**清热法** 用清热解毒的药物，使蕴结于体内的热毒得以清解消散。陈实功云："焮痛势甚，烦躁饮冷，舌干口燥，火在上也，宜清之。"黄连解毒汤为此法代表方剂。虽然陈实功认为火毒是形成痈疽的主要原因，但是清热之法用起来也应该较为慎重，因为凉药容易冰凝肌肉，使疮口难腐难敛。火郁造成气血凝滞，所以当配伍使用温暖散滞、行瘀拔毒、活血的药

物，以补偏救弊。

③通里法　用于邪毒在里的实证，用泻下的药物，使蓄积在脏腑内部的毒邪得以疏通排出，从而达到除积导滞，宣通脏腑，疏通气血，消散毒邪的目的。"肿疡时内热口干，脉实烦躁，便秘喜冷者，此为邪毒在里，急与寒凉攻剂。"脏腑通利对于治疗极为重要，陈实功认为："首尾俱要闭而不结，通而不泄，得脏腑和平，表里透彻，方可使用托里、排脓、内补之药。"否则是犯"实实"之戒。通利方药，可选用内疏黄连汤、四顺清凉饮、内消沃雪汤；小便不利者，可用天水散或五苓散。若元气不足之人，不胜攻伐之药力，可以用托里消毒散加蜜炒大黄，或者仲景《伤寒论》中的猪胆套法以行通利。陈实功认为，肿疡初期或中期，表实里实严重，正气未伤时方可用下法，而且当中病即止，否则会损耗正气。若是溃疡时，因脓水出多，内亡津液，气血虚耗不能荣润脏腑而导致的口干便闭，小水不利等症，是不可以用攻利之法的，只宜养气血、滋津液、和脏腑、理脾胃，否则会损伤脏腑，饮食不进，便泄不止甚至导致死亡。

④温法　用于风寒湿毒入骨之证如附骨疽、鹤膝风等。夫附骨疽者，乃阴寒入骨之病也，初起寒热交作时，亦宜五积散加牛膝、红花，或万灵丹发汗俱可；如汗后肿疽仍不消减，此阴寒深伏，以大防风汤温暖经络，渗湿补虚。

⑤利法　用于湿热下注的腿脚生疮，赤肿作痛，或下部顽麻作痒，或成血风的治法，方用当归拈痛汤。

（2）托法　托法是疮疡脓成而不消，邪实正虚的治法。盖托里则气血壮而脾胃盛，使脓秽自排，毒气自解，死肉自溃，新肉自生，饮食自进，疮口自敛。但须注意，此法，一定要脏腑和平，表里透彻，方可运用此法。其中分清托、温托两种。清托，为疮疡阳证治法，凡疮初发自然高起者，此疮原属阳证，而内腑原无深毒，一旦脓发于表，便宜托里以透其脓，方有托里消毒散、透脓散。温托，指当疮疡脓溃时不作腐溃，疮不热，亦不高肿，脉细身凉，或食少便溏，乃阳气虚，当壮脾胃，助阳气，方有神功内托散。

（3）补法　补法，是疮疡脓溃后邪正俱虚的治法，凡疮脓溃之后，五脏亏损，气血大虚，外形呈似有余，而内脏真实不足，法当纯补。其中，分补益气血、脾胃、肝肾三法。补益气血法，用于已溃时发热恶寒，脓多自汗作痛的情况，可选用十全大补汤；虚热少睡，饮食不甘，可选用黄芪人参汤。补益脾胃法，用于脾虚下陷食少，虚热间作的情况，可选用补中益气汤；脾气亏弱，身凉脉细，大便溏泄，可选用托里温中汤。补益肝肾法，用于肾虚作渴，不能相制心火的情况，可选用加减八味丸。

上述三法，只是一般辨证论治大法，而陈实功在临证使用时又强调一个"活"字。他说："药难执方，治在活法，贵在审详，不可偏执用其方。"又说："为医善用方，其要在人之强弱，识病之内外，究病之浅深，察时之顺逆，然后可汗，可攻，或吐，或下，或宜和解，或宜补益；又知某汤善汗，某散善攻，某丸善和，某丹善补，因其病而用其方，如知矢发机，投之必中，中之必胜，胜之则病无不愈之理。此为医得方之大法也。"

2. 重视脾胃功能，贯穿因机证治

陈实功提出"盖疮全赖脾土，调理必要端详"。《内经》言"得谷者昌，失谷者亡"。脾胃为后天之本，气血生化之源，脾胃的盛衰和气机升降的正常与否，关系着疾病的发生、发展、转归和预后，调理脾胃在治疗过程中具有重要作用。他在《痈疽治法总论》中具体论述道："胃主司纳，脾主消导，一表一里，一纳一消，运行不息，生化无穷，至于周身气血、遍体脉络、四肢百骸、五脏六腑，皆借此以生养。盖脾胃盛者，则多食而易饥，其人多肥，气血亦壮；脾胃弱者，则少食而难化，其人多瘦，气血亦衰。所以命赖以活，病赖以安，况外科尤关紧要。善养生者，节饮食，调寒暑，戒喜怒，省劳役，此则不损其脾胃也。如不然，则精神气血由此而日亏，脏腑脉络由此而日损，肌肉形体由此而日削，所谓调理一失，百病生焉。故知脾胃不可不端详矣。"

（1）脾胃虚弱及功能失调是疾病发生的原因　一旦脾胃衰弱，纳运失司，生化不及，正虚于内，由此可出现多种病理变化发生多种外科疾患。书中多处有因脾胃虚弱而产生疾病的例子，如饮食劳倦，忧思所伤，中脘痞塞，气机不运，逆于肉里，产生壅众、气瘿，气与痰结，滞于络中，变生痰结、瘰疬；过食辛辣炙煿肥腻之物，酿生湿热，"脾家积毒"，蕴于肌肤，致生湿肿、天泡疮、脓窠疮、臭田螺、田螺泡、疥癞之疾等；脾胃虚弱，化源不足，阴血亏乏，肌肤失营，出现枯槁、皲裂；辛香燥烈之品熏烁脾胃，脏阴耗损，虚火上炎或思虑过度，中气不足，脾不护中，阴火上潜均可见口疮等咽喉之疾；内外诸因使脾胃受戕，中气不足，固摄失职，血不循经，可见肌衄、齿衄、便血；若中虚气陷，又可见疝气、脱肛、阴挺等疾。

（2）用药注重顾护脾胃，慎用攻伐及寒凉　在疾病的治疗中注意脾胃的调补也是极其重要的。尤其在酿脓期"忌用内消攻伐之药，以伤脾气，脓反难成，多致不能溃敛，必当温暖散滞、行瘀、拔毒、活血用之""使脏腑得宣通，俾气血自流利"。治疗中做到补益脾胃，壮实气血则疾病应手而愈，他说："盖托里则气血壮而脾胃盛，使脓秽自排，毒气自解，死肉自溃，新肉自生，饮食自进，疮口自敛。"

在遣方用药中慎用寒凉，陈实功组方选药是据病之深浅，火之虚实，热之盛衰，随证而异。绝不拘于"痈疽原是火毒生"，而妄用苦寒克伐之品。即使清热泻火也非纯用寒凉攻利，时时提防损伤脾胃。《外科正宗》中治疗肿疡常用的神授卫生汤、保安万灵丹、双解复生汤、内疏黄连汤等方剂均配伍荆芥、防风、羌活、细辛、麻黄辛温发散药，既为寒凉之佐，又防苦寒伤脾败胃。认为"诸疮原因气血凝滞而成，切不可纯用凉药"。人之气血，喜暖而恶寒，寒凉太过，"多致气血冰凝，脾胃伤败，使疮毒不得外发，必致内攻"，治当"温暖散滞、行瘀、拔毒、活血药用之方为妥当"。且不可囿于丹溪所言"凡疮未破，毒攻脏腑，一毫热药断不可用"而贻误病情。另外，陈实功在补托法时善用人参、黄芪，二药能温养脾胃而生肌，补益元气而托疮，故张洁古说"黄芪为疮家圣药"。《外科正宗》中治疗疮疡时，用于透脓托毒之透脓散、益气托毒之托里消毒散、养阴托毒之竹叶黄芪汤、温阳托毒之神功内托散等方剂均用黄芪，目的即是培补元气、补托温中，图其早日起发、溃脓、收口。并且认为"外科乃破漏之病，最能走泄真气"，补托时须重用人参方可奏效，"凡大疮每日脓出一碗，用参必至三钱，以此为则"。

（3）调摄防护以调补脾胃为首要　陈实功重视平时后天的调养以预防疮疡发生，告诫在起居中"节饮食，调寒暑，戒喜怒，省劳役，此则不损脾胃也"，如不然，则"精神气血由此而日亏……所谓调理一失，百病生焉"。并且认为："凡人无病时不善调理而致生百病，况既病后若不加调摄，而病岂能得愈乎？"因此，陈实功十分重视疮疡溃后胃气的恢复，"人之病中肿痛时，自然痛伤胃气，诸味不喜，直待溃后，脓毒一出，胃气便回，方欲思食，彼时但所喜者，便可与之以接补脾胃"。同时告诫患者"切要不可太过，惟忌者，生冷伤脾，硬物难化，肥腻滑肠，故禁之"。《外科正宗》中除了列举24首方剂用于疮疡后期调理外，还特别注意食疗护脾健胃，如创制八仙糕、参术糕、白术糕、人参糕等食疗方以"强健精神，顿生气血，开胃助脾"。

（五）崇尚医德，从医者五戒十要，立医家规范

陈实功不仅医学理论上和实践上卓有成就，也极其重视医者医德之修养，他提出了《医家五戒》和《医家十要》作为医者立身保家守成之法。陈实功的医德思想主要体现在四个方面：一是医家必须急病人所急、不计个人得失；二是医家必须严守病人隐私、做到自重自爱；三是医家必须忠

于职守、尊重同道；四是医家必须专心本务、踏实做人。

　　陈实功在《五戒十要》中开篇便指出："无论病家大小贫富，有请便往，勿得迟延厌弃，药金不计较轻重，一律尽心施治。病愈之后，不得图求匾礼，不得请托人情。"体现了他倡导的医家必须急病人所急、不计个人得失的思想见解。

　　陈实功《五戒十要》的第二戒，明确提出了体恤病人心理、严守病人隐私的医德规范。他提出为妇女孀妇诊疾当有侍者在旁，方可入房诊视，这一原则如今仍具有现实意义。

　　陈实功在《五戒十要》的第四戒中阐述了医家平时必须恪守的职业守则，最值得重视的是："凡为医者，不可行乐登山，携酒游玩，又不可片时离去家中。"在他看来，医家既然是以活人性命为职业选择，那就必须做到坚守岗位、忠于职守，使病人随时都可以找到，为此就必须节制嗜好，坚决不以游山玩水、饮酒取乐为志趣。他还反对夸夸其谈的医疗作风，主张实事求是，他认为"医者仁术""惟在一点心，何须三寸舌"，待病人如宾客，并体贴入微。碰到疑难病证，"不固执己见，必与高明众议"，这种虚心热忱的行医态度，值得称道。针对如今医患关系紧张的现状，这些医德风貌更有重要的现实意义。

　　关于医家在日常生活中应当如何为人处世，陈实功《五戒十要》有值得深刻铭记的比较系统的见解。陈实功认为，人命关天，医家对待抱病而至的病人固然"必当亲视，用意发药"，但是平时更需注意加强"本务"的学习。《五戒十要》的第九要提出，医家学习的内容包括"古今前贤书籍及近时名公新刊医理词说"，只要闻讯，"必寻参阅，以进学问，此诚为医之本务也"。而在第一要中，陈实功也曾指出，医家"或内或外，勤读先古名医确论之书，须旦夕手不释卷，一一参明，融化机变，印之在心，慧之于目"，只有这样，临症时才会"自无差谬"。强调了勤习"本务"，刻苦钻研前代医学经典，及时了解和掌握最新成果，是医家平时必做的功课。"工欲善其事，必先利其器。"陈实功对医家在医疗设施配置方面也提出了明确的要求，这就是"凡店中所用各样物具，俱要精备齐整，不得临时缺少"。"精备齐整"四个字，包含了质量、数量和放置三个方面的标准。所谓"精"，是说各种医疗器具都必须质量精良，不可以是粗制滥造之物；所谓"备"，是说一切必需的医疗器具都应配置齐全；所谓"齐整"，是说各种医疗器具的放置都应井然有序而不能杂乱无章。对于医家，如果说勤习"本务"属于软件建设，那么此处所论则属于硬件建设。可见早在明代，陈实功就已经注意并做到了软硬兼顾、两手并重，其有关见解堪称远见卓识。

陈实功要求医家在"本务"上专心致志、精益求精，但在生活态度上则提倡淡泊宁静、踏踏实实。《五戒十要》的第四要到第六要以及第八要、第十要，都从不同的侧面就医家如何处世提出告诫。陈实功认为，医家只有做到了淡泊宁静、踏踏实实，才不会朝三暮四、心有旁骛，才可能造就精湛的医术、成就高尚的医德，从而才可能名垂青史、万古流芳。

总之，陈实功的学术思想体现了传承与创新。他博览群书，充分继承吸纳了明以前的外科治疗思想与方法，形成按痈疽"初起""脓成""脓尽"3个主要阶段应用不同的治疗原则；将中医整体观念及辨证论治的原则引入外科临床，四诊合参，详审标本虚实论治。因此，陈实功将明以前的中医外科学进行了全面的总结归纳，是外科学的集大成者。

同时，陈实功师古而不泥古，又敢于开拓创新。他自创了多种外科手术方法，如鼻息肉摘除法、咽部异物剔除术、气管或食管缝合术，以及下颌关节脱臼复位术法等。还创立了多种肿瘤的诊治法，尤其对乳癌的描述和预后判断，具体全面，切合实际。所创制和荣散坚丸、阿魏化坚膏，能减轻恶性肿瘤"失荣"患者的症状，延长存活期。此外，他对耳鼻喉疾病、痔漏疾病、皮肤病的治疗也多有创新之处。从而完成外科学经典巨著《外科正宗》，开创"正宗派"，倡导"内外并重、药刀结合"和"断根泄毒"的外科治疗思想，极大地推动了中医外科学的发展。

陈实功

临证经验

　　陈实功有着丰富的实践经验和诊疗特色，其编著的《外科正宗》以"列症最详，论治最精"著称，全书对痈疽、疔疮、流注、瘰疬、瘿瘤、肠痈、痔疮、白癜风、烫伤、疥疮等外、伤、皮肤、五官科疾病，"分门逐类，统以论，系以歌，淆以法，则微至疥癣，亦所不遗"，分析详尽，论治精辟，治法得当，并附若干医案，令人信服。现将《外科正宗》涉及多种外科疾病的诊疗思路与特色，以及独到的内治与外治的诊治方法总结如下。

一、疮疡

　　疮疡系指体表的化脓性感染疾病，是最常见的中医外科病，早期文献中用"痈疽"来概括这类疾病。涉及现代中医所指的外痈，包括有头疽、发、疔、疖等。陈实功在《外科正宗·卷一》对痈疽的病因病机、诊断治疗、病后调理、饮食宜忌乃至病人卧室卫生等等都做了详细论述。现就其疮疡证治思想总结如下：

1. 疮疡诸病，皆由火生

　　陈实功认为疮疡的成因主要是由"火热"之毒引起，因为外感六淫、内伤七情、饮食劳倦在病程中均可化热生火。《外科正宗·卷一·痈疽原委论第一》："火能克万物，故百病由火而生。火既生，七情六欲皆随应而入之，既入之后，百病发焉……发于外者，成痈疽、发背、对口、疔疮，此皆言其大略也。"故后人总结为"痈疽原是火毒生，气血凝滞经络塞"。其机理不外乎气血凝滞，经络阻塞，郁而化热，热甚则肉腐，肉腐乃为脓。在这一病变过程中火毒为害是显而易见的。陈实功如此强调火毒为害的病变因素，究其原因有两个方面。

其一，指出了痈疽病变过程中的必然规律。凡痈疽一旦形成，火毒就必然存在，尤其在疮疡初中期更有意义。他的这一思想对后世有明显的影响。如《外科心法要诀》中即云："痈疽原是火毒生。"陈实功对痈疽火毒治法的论述也具体而富有特色。在《外科正宗·卷一·痈疽治法总论第二》中，灵活地把传统"八法"治则运用于外科，并且有相应的三十二首肿疡方，如"汗之"（保安万灵丹）、"清之"（神授卫生汤）、"下之"（内疏黄连汤）的内治法，还提出了"灸之""割之""拔之"等外治治则，以期使火毒外出，毒泄火降。

其二，火是与水相对而言的，痈疽病变过程中多为水亏火旺，因虚致疮。"邪之所凑，其气必虚。"陈实功强调疮疡的发生也与内伤正气关系密切，如《外科正宗·卷一·痈疽原委论第一》云："是为疾者，房劳过度，气竭精伤……以致真水真阴从此而耗散。既散之后，其脏必虚，所以诸火诸邪乘虚而入。既入之后，浑结为疮。"如肾虚络空，则易为风寒湿痰侵袭而发流痰；肺肾阴虚，虚火灼津为痰而生瘰病；气阴两亏，无力托毒外出深结为阴疽。此类疮疡治宜扶正祛邪，攻补兼施。故陈实功在痈疽治疗上，重视清火解毒的同时，又强调"不可纯用凉药"，要注意扶正固本，尤其对于一些气血虚耗、脏腑不荣的溃疡病人，提出"宜养气血，滋津液，和脏腑，理脾胃。"

2. 辨证三辨，阴阳为纲

疮疡既生，症状复杂，病情多变，如何辨证？陈实功认为"痈疽虽属外科，用药即同内伤。"故临证施用外治之法也必讲求辨证。他主张首辨阴阳、二辨病期、三辨病位，三者当中阴阳为总纲。

首辨阴阳：陈实功遵《内经》之旨，认为"痈疽不论上中下，惟在阴阳二症推"。指出外科病证虽种类繁多，然可概分阴阳，阳可概括表、热、实证，阴可概括里、寒、虚证，故抓住了阴阳即抓住了疮疡的辨证总纲。

二辨病期：现代中医外科一般将疮疡的整个发病过程分为初起、成脓、溃后三个不同阶段，分别拟定外治法则。这种分病期而治的具体内容陈实功在《外科正宗》中早有完善记述，所论疮疡诸病，其治具按初生、已成、溃后拟定。

三辨病位：中医有谚云："治病不明经络，开口动手便错。"病性相同，若发病部位不同，则其治法有异。陈实功深谙其奥，常能出奇制胜，奏效迅捷。他对疮疡的阴阳分类主要是从病势、病位、局部和全身症状进行辨证。局部症状又主要从皮温、皮色、肿形、硬度、疼痛、脓液、疮面等方面区别，全身症状主要辨别主症、脉象等。

陈实功将阴阳、病期、病位三者结合进行辨证。他查看疮疡非常仔细，从发病时间到疮形、受病之源及部位到患者年龄体质，无不一一参明，再诊脉之虚实，表里透彻，然后才定治法。如仅从局部病灶上辨阴、阳证：初起肿形高起、根脚收束、色赤发热，中期疼痛剧烈、按之波动，溃后脓汁稠厚黄润、疮面肉芽红活者为阳证；反之，初起顶平根散、不红少热、陷软无脓或脓稀如水、疮面紫黑或苍白为阴证。一般来说，阳证"属六腑毒胜于外，其发暴而所患浮浅"，故易肿、易脓、易腐、易敛，病程短，预后好；而阴证"属五脏毒攻于内，其发缓而所患深沉"，故难消、难脓、难溃、难敛，病程长，预后差[4]。他强调诊断疮疡须先辨阴阳，只有抓住此辨证纲领，治疗才不会发生原则性错误，对疾病的预后转归也能心中有数。

3. 疮赖脾土，兼顾脾胃

陈实功认为："内之证或不及于其外，外之证则必根于其内也。"他秉承东垣学说提出"疮全赖脾土"的学术观点，认为"脾胃为一身气血之源泉"，疮疡的发生、发展、预后均与气血盛衰有直接关系。首先，脾胃盛者则"多食易饥，其人多肥，气血亦壮"，"正气存内，邪不可干"；反之，脾胃弱者，气血亦衰，因正虚不能拒邪，故易生疮。其次，脾胃健者，气血充盛，即使生疮后也能靠正气的透托和箍毒作用而拒邪外出；反之，气血衰弱患"肿疡时无正气冲托，则疮顶不能高肿，亦不能痛"，邪毒易内陷，变生危症。再其次，脾胃健运气血盛者，生疮后即使不能在初期消散，也易酿脓、溃破、生肌、收口，预后好；反之，则预后差。最后，"治疮赖脾土"也与药物的吸收有关，内服药物须经脾胃的转化吸收而达病所起治疗作用，脾胃机能旺盛，不仅气血有源，而且利于药物更好地吸收，直接关系着疮疡的预后问题。故治疗疮疡"尤为调理脾胃为要"。

4. 方法多样，分期论治

陈实功根据疮疡发病部位、疮形、病程、年龄、脉象、病变涉及脏腑、局部与整体关系、精神状态、气血盛衰、标本缓急，辨别属于阴证与阳证，并根据疮疡局部变化分为"初起"、"成脓"、"溃后"三个不同阶段，结合全身情况，确定治疗大法。主张以内治为主，内外并举，保护元气，顾护脾胃。

（1）初起

①内治　初起即疮疡尚未成脓之时，内治宜用消法，以祛邪为主，并根据不同的病因、病情选择运用解表、通里、清热解毒等不同治法。例如身体拘急，脉紧恶寒，邪在表者，宜发汗解表；肿硬痛深，口干便秘，身热脉实，邪在里者，宜通里；焮肿势甚，烦躁饮冷，舌干口燥，热毒甚者，宜清热解毒；身凉自汗，手足并冷，六脉细虚，便泄，寒邪凝结者，宜用温通。方剂可随治法选用神授卫生汤、蟾酥丸、万灵丹、内疏黄连汤、防风通圣散、荆防败毒散等。

②外治　疮疡七日以前，情势未成，元气未弱，不论阴阳、表里、寒热、虚实，俱先当灸，陈实功认为艾灸可使疮疡轻症的毒气随火而散，对重症亦有拔引郁毒，通彻内外的功效。疮是破漏之病，最忌风寒侵袭，所

以疮初起之时，或已灸之后，应用膏药贴在疮面上，功效在于拔毒提脓，兼以防御风寒。陈实功常用太乙膏，太乙膏可治发背、痈疽及一切恶疮、跌扑伤损、湿痰流毒、遍身筋骨走注作痛、汤泼火烧、刀伤、棒毒、五损内痈、七伤外症，是通治要方。除用膏药盖疮口之外，陈实功还用各种围箍药以收束疮根，消肿解毒。阳证常用如意金黄散，阴证常用回阳玉龙膏、化腐紫霞膏，半阴半阳证用冲合膏。

（2）成脓

①内治　在疮疡脓成不溃或脓出不畅时宜用透托法，脓出清稀宜用补托法。即"脓热不溃，疮不焮热，食少便溏者，脾虚也，托补温中。脓清或多，疮口散大，不生肌者，里虚欲变症，峻补之。"常用方剂有透脓散、托里消毒散、竹叶黄芪汤、乳香黄芪散等。

②外治　在疮疡酿脓成熟时，宜用刀针切开疮口，以助脓排出。成脓而脓不腐溃者，可用神灯照法、煮筒拔法呼脓提脓。

（3）溃后

①内治　疮疡溃后是正虚邪衰之际，内治宜养气血、滋津液、和脏腑、理脾胃。"腐肉虽脱，新肉迟生，如枣色者，肉冷肌寒，宜大温气血。溃后食少，心烦不睡，发热作渴者，脾弱阴虚，宜补中益气。身凉脉细，倦怠懒言，食不知味者，脾弱也，醒脾助胃。风寒袭于疮口，皮白绽而不知收敛者，外照而内温补。溃后面黄肌瘦，脓水清稀，疮色淡白者，当香燥助脾。脉大无力，细涩微沉，自汗身凉者，气血俱虚，峻补之。出血或脓多，五心烦热，躁甚不眠者，亡阳也，急补之。疮口已合，经犯房劳，或值忿暴，复崩溃者，仍助气血。"根据不同状况可选用十全大补汤、八珍汤、香砂六君子汤、补中益气汤、人参养荣汤、人参黄芪汤、加减八味丸等等。

②外治　疮疡既溃后，脓水外流极易污染疮口，所以保持疮口清洁极为重要，陈实功创制猪蹄汤淋洗疮口。在保持疮口洁净的基础上提脓祛腐，

润肤生肌，使溃后的疮口腐肉脱尽后收口愈合，可选用三品一条枪腐蚀，铁桶膏、生肌玉红膏生肌收口。

5.诊查顺逆，判断预后

（1）根据气血盛衰判断预后　疮疡初起顶高根活，色赤发热，焮肿疼痛，日渐高肿，皮薄光亮；或溃后脓厚稠黄，色鲜不臭，腐肉自脱，焮肿易消，新肉易生，疮口易敛；精神好，饮食可，二便调和，说明气血旺盛，属于阳证，预后较好。痈疽初起顶平根散，色暗微肿，不热不疼，身体倦怠；或痈疽肿坚色紫，不作脓，不腐溃，口干烦躁；或已溃皮烂，肉坚不腐，肿仍不消，痛仍不减，心烦；或溃后脓水清稀，腐肉虽脱，新肉不生，色败臭秽，身体倦怠，乃气血亏虚，正气不能抗邪，属于阴证，预后不良。所以，《外科正宗·卷一·痈疽治法总论第二》阐发说："气血者，人之所原禀，老者尚或有余，少者亦有不足，人之命脉，全赖于此。况百病生焉？失此岂能无变，独疮科尤关系不浅。但肿疡时，若无正气冲托，则疮顶不能高肿，亦不能焮痛；溃脓则无真阴相滋，则疮根不能收束，色亦不能红活收敛。凡视疮之顶高根活，不论老少，定知气血有余，故知老幼俱可无妨。"

（2）根据形色判断预后　阴病见阳色，腮颧红献；阳病见阴色，指甲呈青；面如涂脂，色若土黄，油腻黑气涂抹；身热脉细，口唇青，目珠直视；形容憔悴，精神萎靡；喘粗气短，语言谵妄，或神昏，循衣摸床，遗尿失禁；汗出如珠；肉绽烂斑，麻木不知痛痒等，预后不良。（《外科正宗·卷一·察形色顺逆第十一》）

（3）预防措施　少食膏粱醇酒厚味，节制情欲，房事有度；顺应四时气候变化，如夏热坐卧不可当风，忌置水于榻前床下，冬寒须避起居，常要温和。故陈实功主张"善养生者，节饮食，调寒暑，戒喜怒，省劳役，此则不损其脾胃也。如不然，则精神气血由此而日亏，脏腑脉络由此而日

损，肌肉形体由此而日削，所谓调理一失，百病生焉。"（《外科正宗·卷一·痈疽治法总论第二》）

6. 重视调理，注意禁忌

（1）**饮食禁忌** 陈实功主张疮疡患者不食牛肉、犬肉，瓜、果、梨、柿、菱、枣，鸡、鹅、羊肉、蚌、蛤、虾、海蟹，赤小豆、荞面，以及油腻、煎、炒、烹、炙、酸厚味等，防止损伤脾胃，影响痈疽康复。对于溃后，气血两虚，脾胃并弱者，禁食生冷硬物，用八仙糕（人参、山药、茯苓、芡实、莲子、糯米、粳米、白糖、蜂蜜）、参术膏（人参、白术、地黄）健脾益气，培助根本；脾胃俱虚，精神短少，自汗劳倦，食少乏味，胸膈不宽，用白术膏、人参膏。

（2）**环境卫生** 疮疡患者所住房间要洒扫洁净，冬必温帏，夏宜凉帐，以防苍蝇、蜈蚣之属侵之。

（3）**愈后禁忌** 疮疡愈后不宜劳役太早、入房太早。大疮须忌半年，小疮当禁百日。

（一）疖

疖，陈实功称之为蝼蛄拱头，俗名脑猪，是一种生于皮肤浅表部位的急性化脓疾患。因其病势较轻浅，故《外科正宗·卷四·蝼蛄拱头第一百六》中仅记载了病势、症状较严重的蝼蛄疖（即蝼蛄拱头），此患多发于小儿头皮。

1. 临床表现

疖的临床特征 "生后受毒者，只发一次，其患肿高，破之又肿，皆禀受时原有衣膜相裹，毒虽出而膜未除，故愈又发。"疖以局部红肿热痛、突起根浅、肿势局限、出脓即愈为主要临床症状。蝼蛄疖多生于小儿头皮上，未破如曲蝼蛄拱头，破后形似蝼蛄串穴，根脚坚硬，破溃虽出脓水而坚硬不退，容易复发。

2. 病因病机

病因是由于"患小而禀受悠远，皆父精母血蓄毒而成"。因此，疖病多由暑热湿毒蕴于肌肤，或先天体弱，皮毛不固易感受毒气而发生。

3. 治则治法

治疗以外治法为主，对于"肿甚脓熟者，用针刺破，以三品一条枪插入孔内，化尽内膜自愈"；对于"又有不肿而不收口者，此必风袭患口，宜败铜散搽之"，并强调了注意事项"兼戒口味自愈"。内治应以清热化湿解毒为主，可用清暑汤加味。外治方面，初起时可用金黄散敷于患处，候脓熟而针破泄毒，用三品一条枪腐去坏肌，不能生肌收口者用败铜散以完口。

（二）疔

疔疮是一种发病迅速、易于变化、病情严重、危险性大的外科疾病，"夫疔疮者，乃外科迅速之病也。有朝发夕死，随发随死，有三日、五日而不死，一月、半月而终死，此在于毒中之浅深，脏腑之乖逆，节候之寒温，肃杀之瞬息，畜类尸忤，性情激变，暴戾一时，发生立判，人之气血虚者，各随脏腑而中之。"（《外科正宗·卷二·疔疮论第十七》）

1. 临床表现

其临床特点是疮形小、疮根深，坚硬如钉，肿痛灼热，病势较剧，变化迅速，毒邪易于走散。其范围很广，名称很多，原因亦殊。陈实功根据疔疮的不同症状表现来确定毒发于何脏腑，并以此命名疔疮。如发于心经为火焰疔，发于肝经为紫燕疔，发于脾经为黄鼓疔，发于肺经为白刃疔，发于肾经为黑靥疔。另外还有根据症状和发病部位来命名的疔疮，如红丝疔、天蛇毒（即蛇头疔）、龙泉疽虎须毒、合谷疔、痘疔、鼻疔、牙疔等。

（1）**火焰疔** 多生于唇口、手掌、指节之间，初起生一点红黄小泡，抓动痒痛非常，左右肢体麻木；重则寒热交作，头晕眼花，心烦发躁，言语昏愦。

（2）**紫燕疔**　多生于手足、腰胁、筋骨之间，初起生紫泡，次日破流血水，三日后串筋烂骨，疼痛苦楚；重则眼红目眛，指甲纯青，舌强神昏，睡语惊惕。

（3）**黄鼓疔**　多生于口角、腮颧、眼胞上下及太阳正面之处，初起生黄泡，光亮明润，四边红色缠绕其患，发之便作麻痒，绷急硬强；重则恶心呕吐，肢体木痛，寒热交作，烦渴干哕。

（4）**白刃疔**　初生白泡，顶硬根突，破流脂水，痒痛骤然，易腐易陷；重则腮损咽焦，毛耸肌热，咳吐脓痰，鼻掀气急。

（5）**黑靥疔**　多生于耳窍，胸腹、腰肾偏僻软肉之间，初起生黑斑紫泡，毒串皮肤，渐攻肌肉，顽硬如钉，痛彻骨髓；重则手足青紫，惊悸沉困，软陷孔深，目睛透露。

（6）**红丝疔**　起于手掌节间，初起形似小疮，渐发红丝上攻手膊，令人多作寒热，甚则恶心呕吐；迟者红丝至心，常易走黄内陷。

（7）**蛇头疔**　发于手指末端，肿大如蛇头，赤肿焮痛，甚者疼及连心，寒热交作，肿痛延上。

（8）**龙泉疽、虎须毒**　龙泉疽发在人中之间，虎须毒生于地角之上。初起疙瘩，次生肿痛，渐发寒热，甚者恶心干呕，腮项俱肿。

（9）**合谷疔**　俗称虎口百丫，多有疙瘩泡起，或红丝走上，作痒，或红肿热痛。

（10）**痘疔**　初生紫点，次日变黑。毒浅者，浮高而润；毒甚者，深陷而焦。其发多出于七朝上下将靥之际，又生于臀、腿、手、足，身温疤润音清者吉；发在肚腹、腰肾，身热色枯声哑者凶。

此外，陈实功在《外科正宗·卷四·拾遗症第一百三十八》中还记载了鼻疔、牙疔和黑疔："鼻疔生于鼻内，痛引脑门，不能运气，胀塞鼻窍，甚者唇腮俱肿。牙疔生于牙缝之中，顶高突起，痛连腮项，破则流血。黑疔生于耳窍之内，黑硬腐烂，破流血水，疼及腮颧。"

2. 病因病机

疔疮因其坚硬且根脚如钉丁之状而得名。其发病迅速，多起于脏腑火毒，常常反映剧烈，变化迅速，病情较重，疔毒若治疗不当，碰撞挤压，毒邪易于扩散，往往有引起"走黄"的危险。陈实功论述到："夫疔疮者，乃外科迅速之病也。有朝发夕死，随发随死，有三日、五日而不死，一月、半月而终死，此在于毒中之浅深，脏腑之乖逆，节候之寒温，肃杀之瞬息，畜类尸忤，性情激变，暴戾一时，发生立判，人之气血虚者，各随脏腑而中之。"（《外科正宗·卷二·疔疮论第十七》）其病因有恣食膏粱厚味、醇酒辛辣炙搏，疔毒从内发，脏腑蕴热内生；或从外受，如感受风热火毒，或皮肤破损染毒，蕴蒸肌肤，以致气血凝滞、火毒聚结而成。总之，疔疮均因火毒而生，先由体内郁伏火热，继而感染疫毒，内外合邪而发生此病。

3. 治则治法

治疗方面，《外科正宗·卷二·疔疮论第十七》中提出"凡治此症，贵在乎早。初起即治者十全十活，稍迟者十全五六，失治者十全一二"，可见该病发病迅速，故治疗应"以早为贵"，以免变生逆证。他认为在治疗疔疮前应首先辨别阴阳表里、部位上下，充分掌握患者病情的严重程度，然后再对症下药，从而获得一定的疗效。他在辨证施治治疗疔疮的基础上，非常重视外治法，还特别注意内外合治，立法灵活，用药精炼。"初起项以上者，三阳受毒，必用披针刺入疮心四五分，挑断疔根，令出恶血，随用回疔丹或蟾酥条插入孔内膏盖之。如项之以下者，三阴受毒，即当艾灸，灸之不痛，亦须针刺、插药方效；随后俱用蟾酥丸，冬月万灵丹发其大汗，毒方得解，庶不稽留毒气，致生变症。今人治法，不论阴阳、表里、部位上下，凡见是疮，便加艾灸，殊不知头乃诸阳之首，亢阳热极所致，其形虽小，其恶甚大，再加艾灸，火益其势，逼毒内攻，反为倒陷走黄之症作矣。既作之后，头、面、耳、项俱能发肿，形如尸胖，七恶顿起，治虽有法，百中难保一二。"

他还提出要根据疔疮的形状、颜色、硬度、高度等，结合全身表现与病程阶段，及时准确地判断预后，指导治疗。

"初起如疥，形如粉刺，或小泡，或疙瘩，结肿不散者顺。疮出不作寒热，亦不恶心，饮食有味，手足温暖者顺。形已成疮肿肉不肿，四围白色，多痛少痒作脓者顺。已溃出脓，疮仍高肿，肉色鲜明，根内红活渐平者顺。

初起似疔非疔，软慢灰色，四边疮根平蹋漫肿者凶。未发前先作寒热如疟，恶心不食，后出疮如蚊迹蚤斑，或青紫黑泡，软陷无根，腐烂深孔，气粗足冷者逆。疮形似鱼脐，顶凹灰白，软慢相兼，脉细身冷者多逆。

已成肉肿疮不肿，根脚走散，疮顶空腐，血水气秽死。凡疔，项之以上针刺不疼，项之以下灸之不痛俱死。已经走散，头、面、耳、项俱肿，烦躁脉细、痰动喘急者死。日久原疮无迹，走散之处仍复作脓，脉数唇焦终死。病虽险恶，岁运顺者可活，疮虽微险，岁运逆者常危。"

（1）初期

内治：疔疮多由火毒而生，故内治宜清热解毒，可选用黄连解毒汤、七星剑等。若有恶寒发热等表证，宜先用蟾酥丸汗之。

外治：若疔疮初起部位在颈项以上者，是为三阳受毒，忌灸宜用披针刺入疮心四五分，挑断疔根，令出恶血；如疔疮初起部位在颈项之下者，是为三阴受毒，即当艾灸，灸之不痛后再针刺、插药的方法断根泄毒。

（2）中期

内治：随病情发展，疔疮肿势增大，疼痛加剧，脏腑蕴热，火毒炽盛。内治仍以清热解毒为主，若有咽干口燥、大便秘结者，宜加大黄或玄明粉下之。若疔疮走黄则可选用疔毒复生汤或解毒大青汤等。

外治：宜用立马回疔丹或蟾酥条插入孔内膏盖之，使疔根脓血尽出，四边焮肿，上如意金黄散敷之。若疗疮走散作肿，宜用束毒金箍散或雄黄散箍围疗疮防止毒邪继续走散，并解毒消肿。

（3）后期

内治：疗疮溃后，元气虚弱，余毒未尽，五心烦躁，精神恍惚不宁，内治可选用人参清神汤或内托安神散以清心安神，补气血。

外治：宜生肌收口，用生肌玉红膏。

4. 龙泉疽虎须毒与天蛇毒

此外，龙泉疽虎须毒与天蛇毒也属于疗疮范畴。

龙泉疽虎须毒此二毒乃肾督二脉分合行布，骤被外邪所搏而成。龙泉疽发在人中之间，虎须毒生于地角之上。其临床表现为："初起疙瘩，次生肿痛，渐发寒热，甚者恶心干呕，腮项俱肿。"治疗上应内外合治，忌灸。"此穴忌灸，初起宜线针挑破患顶，以蟾酥饼放上膏盖，使毒有门而泄；四边焮肿，上如意金黄散敷之。内有表证者，荆防败毒散加芩、连、牛子；里证，内疏黄连汤。已成欲其作脓，芎归内托散；脓成胀痛者，针之即愈。溃脓后只宜膏药换贴，其口易完。此症多生于元气壮实者，故多不必服药自愈。"（《外科正宗·卷四·龙泉疽虎须毒第四十五》）

《外科正宗·卷四·天蛇毒第六十五》云："天蛇毒，一名蛇头疗也，乃心火旺动攻注而成。"临床表现为，"其患指大肿若蛇头，赤肿焮痛，疼及连心，甚者寒热交作，肿痛延上。"治疗上外治为主，内外治皆要分阶段辨证用药。"肿顶上小艾灸五壮，以雄黄散涂之，内服蟾酥丸发汗解毒，轻者渐消，肿者溃脓，甚则腐烂。破后肿仍不消者，以蟾酥条插入孔内膏盖自效；腐烂者，玉红膏搽之，虚而不敛者兼服补剂。"

5. 病案举例

（1）一监生右颧下生疗三日，形如鱼目，麻痒不常，此肺经受毒也。用针刺入四五分，其硬如骨有声，随用蟾酥条，插至三日，犹不腐化，此坚顽结聚之病也。非此药所能胜，换用三品一条枪，插至七日外用纸封盖，至十一日，脱出疔根一块，约有指许。以生肌玉红膏搽之，先服托里消毒散加金银花二钱、白芷五分，托后用八珍汤加天花粉、麦门冬、黄芪、陈皮各一钱，调理月余，肉已平，用珍珠散掺上，结皮而愈。

按语：此医案说明疔疮外治法十分重要。疔疮生于右颧，为项之以上，先用披针刺入疮心四五分，挑断疔根，放出恶血，以泻体内之毒邪；再用腐蚀药三品一条枪断根泄毒，消疔散肿；后用油膏、掺药生肌长皮。内治随病情的不断变化而选择消法、托法或补法。

（2）一妇人年近四旬，与夫不相得，抱怀郁郁，季夏腮发一疔，六日后方延余治，毒已走散，头目唇项俱肿，形色紫赤，余曰：肉肿疮不肿，乃疔毒走黄不治之症。妇流涕叹曰：一家皆绝也。余问其故，妇曰：吾夫不肖，有一女二子，尚未婚假，我死而托命于夫，必致流荡，故我死则家绝矣！余闻其言，不忍弃而不治，但疮势既大，非药力可回。……用火酒数杯，随用针刺肿上十余处，令吸出恶血数碗，将温汤洗净，用蟾酥锭磨浓涂之，四围敷金黄散早、晚二次，内以护心散、蜡矾丸清心护里，兼服降火化痰、开郁安神之药，余肿稍退。又六日，其夫言何以不死？妇闻暴怒，肿甚于前。复用针刺肿甚上约十余处，出血三四碗，针孔上小膏盖贴，余肿仍用敷药。出血既多其内必虚，服人参养荣汤加香附、贝母服，数日后其针口渐脓，余肿渐消，其疮头乃得高肿，仍用蟾酥条插化腐溃，外用生肌敛口之药，内服开郁和中、养血健脾之剂，百日外方愈。此疮勉强治之得生。

按语：此乃疔疮走黄之症，因情志抑郁所致。陈实功仁人宽厚不忍弃治，针刺、围药并用，先针刺放血去其毒，再以药代刀以泄毒，蟾酥条化腐消坚。根据病情变化随时调整方药，终使得生。从医案中可见，情致因素易导致疾病反复发作，戒喜怒对于调养十分重要。

（3）一年少妇颏下生疔，疙瘩作痒，予欲针之，彼家不信，辞后自灸。次日，四边渐肿，疮渐软陷；又三日，头面大肿，复请治之。予观原疮灸上已结黑靥，干陷无脓，此毒气内陷，外肉已死；又面目浮肿光亮，发热形状不堪，此正气衰而邪气实也。虽治亦不效，后必终死。彼家方悔自误之说，后延半月，果然归寝。

按语： 本医案也是疔疮走黄之症，走黄即毒气走散，属中医外科的危重证候。陈实功非常重视灸法在痈疽治疗中的重要作用，但又不滥用灸法，他在《外科正宗·卷一·痈疽灸法并禁灸疮穴第九》中提出了三种禁忌证。此医案即犯其中之禁忌"纯阳无阴，禁用灸法"。陈实功认为："头乃诸阳之首，纯阳无阴之处，凡生疮肿俱有亢阳热极所致，如再加艾火，使毒气炽甚，随后反加大肿，最能引动内痰，发之必死，面生疔毒亦然"。头为诸阳之会，火热阳邪犯此而生痈疽之症，若再以艾火相加，必使孤阳不长，阴阳失调而致离决之证。此案患者病位在头，多因风热火毒而起，易消易散，外治可针刺放血泄其火毒，忌火灸助阳。而本医案患者却在疔疮早期加艾灸，更增火毒，破坏机体建立的炎症防御功能，以致失去护场，疔毒走散，毒入营血，内攻脏腑，而成走黄之势。因其失治误治，错失良机，致邪毒内陷，难再有生机。由此可知，灸治痈疽，贵在乎度，要掌握好时机，施以正确治法。

（三）痈

痈是一种发生于皮肉之间的急性化脓性疾病。陈实功根据发病部位而进行了命名，如臀痈、腋痈、胁痈等。

1. 临床表现

痈可发于体表的任何部位，易肿、易脓、易腐、易敛，多不伤筋骨比较容易治疗。初起在患处皮肉间肿胀，光软无头，红肿热痛。约七天成脓，体质较差者约十四天成脓，脓液多数呈稠厚黄白色。可伴有恶寒发热、头痛、恶心、口渴等全身症状。腋痈常表现为"初起皮色不变，漫肿无头，日久方疼，乃生寒热，此患难消，终必作脓"。

2. 病因病机

痈者，壅也，即气血为毒邪壅塞而不通之意。多为阳证，属六腑毒腾于外，其发暴而所患浮浅。本病多由于外感六淫，及过食膏粱厚味，内郁湿热火毒，或情志不遂，或外来伤害感受毒气等，引起邪毒壅聚，致使营卫不和，经络阻塞，气血凝滞而成。陈实功认为其病证有虚实之异，病性有寒热之分。急性者多实证，以湿热火毒蕴结为患，生于肌肉肥厚处，肿、溃、敛俱迟慢。慢性者常虚实夹杂，多由湿痰凝结，营气不从，逆于肉理所致。

（1）**臀痈** 臀痈的病因病机，因其"生于小腹之后，位远僻奥，气亦罕到，血亦少来，凡生此者，湿热凝滞结聚乃成，得此毒必外发，庶不内攻"（《外科正宗·卷三·臀痈论第三十五》）。"热毒蕴积，正气渐虚"是其病机发展特点。

（2）**腋痈** 陈实功认为，"腋痈俗称夹痈，此肝脾二经为患"。"肝经血滞、脾经气凝共结为肿"为其病机特点。（《外科正宗·卷四·腋痈第五十》）

（3）**胁痈** 胁痈与肝郁火旺、脾虚湿盛有关，"多从郁怒肝火者发之，肥胖内实者鲜此症"。（《外科正宗·卷四·胁痈第五十一》）

3. 治则治法

臀之治疗当分虚实。早期实者以清热解毒、活血散瘀为主，中期托里解毒，后期补虚健脾。陈实功治痈之法根据病机的不同，并结合病程的不同阶段和所患部位的不同而分别处理。大致有初期宜消散，中期宜通下，后期当补虚健脾。

（1）**臀痈** 臀痈顺应其"热毒蕴积，正气渐虚"的病机发展特点，因势利导，合理外治与内调，初起外敷围药疏散，内用通利之剂，排出瘀脓毒血，后用托药扶正固本。"初起毒从五脏蕴积者，患必有头红热，坠重如石，内必口干发热，宜内消沃雪汤通利积热，外以膏贴疮顶，四边以如意金黄散敷之，拔出瘀脓紫血，内兼托药自愈。"切不可内外皆妄投寒凉，使之毒遏内陷，耗伤正气，终至不治。"常有不知，内服败毒寒剂，外敷凉药，气血冰凝，毒气不得外发，反致内攻，其疮头软陷无脓，根脚平散不痛，内热口干，烦躁谵语，痰喘气粗，恍惚不宁者，俱为不治。但此多从毒积于内，自里至表者十有八九，而从风寒暑湿自外至里者，百中一二，既出而复入里者，终为死候。"（《外科正宗·卷三·臀痈论第三十五》）

（2）**腋痈**　治疗上要区分脓未破与脓已破，"未破者柴胡清肝汤，已破者十全大补汤去肉桂加香附、陈皮，软肿胀痛者针之、膏贴。"并强调全程要注意温养脾胃，不可过用寒凉，"但此症首尾温补，忌用寒凉也。"

成脓后内治宜用托里消毒散或透脓散透脓；外治宜切开排脓。

（3）**胁痈**　胁痈治疗上初起解郁泻火，后期健脾益气，并兼滋养肾水、温养气血。"初起宜栀子清肝汤、柴胡清肝汤解郁泻火。已成者，托里消毒散加青皮、香附；脓已成者即针之，勿伤内膜。已破后八珍汤加丹皮、山萸、泽泻，兼滋肾水。又虚劳所得者，破流臭败稀脓，补托不应者必死。"

总之，痈的治疗，早期内治宜疏风清热，行瘀活血。臀痈多由湿热凝滞而成，宜清热利湿用内消沃雪汤；腋痈、胁痈多由气郁火郁而成，宜清肝解郁，用柴胡清肝汤。外治初起宜清热消肿用如意金黄散外敷。溃后若气血受损，宜用补益，多用十全大补汤或八珍汤。若精神充沛，则只用外治即可，脓尽宜生肌收口，以生肌散渗入疮口，太乙膏或生肌玉红膏盖贴。若疮面较大，皮肤和肌肉一时不能黏合者可用垫棉法。

4. 病案举例

（1）一男子患臀痈，四五日始生疼痛，至晚作寒，六脉浮而带数。以人参败毒散二剂，寒热顿退，疼痛稍止；彼值公务相关欲出，乃用针点入患顶五六分，流出紫血，用蟾酥条插入膏盖，以活血散瘀汤二服，次日流出紫血，随便可行，更服托里药五六服而安。

（2）一男子患臀痈六七日，焮痛发热，口干便燥。以托里消毒散加花粉、大黄，二服便通渴止；仍用前汤加角针、山甲，数服而脓溃；又以十全大补汤，半月而敛。

（3）一男子患臀痈，坚硬不溃，此先寒凉之过也。以十全大补汤加角针、苍术、丹皮四剂，坚硬渐软；又以透脓散二服，脓熟针之，以前汤倍参、芪、归、术，月余而敛。

按语：以上三则医案可看出陈实功治疗痈疽初起用消、成脓宜托、溃后宜补的内治思路和方法。同时也反映出他主张"开户逐贼，使毒外出为第一"的观点，他主张"凡疮毒既已成，当托其脓；脓既已成当用针通，此举自然之良规也。"即通过使用腐蚀之药、药线、刀针、利剪等清除顽肉死肌，疏通脓管，促使毒邪排出体外，恶血、腐肉得以去除，是宣泄毒气、减轻损害、防止邪气内伤正气的重要手段。

（4）一男子暑月患臀痈，自为内毒。外用老鸦藤捣烂敷之，每日续饮凉水十余碗，如此三日，疮毒内陷，患上平塌冰冷，口噤不言，六脉虚细如丝，辞不可治，至夜而死。

（5）又一人冬月患臀痈，外用四黄散凉水调敷，内服败毒凉药，毒亦内陷，烦躁口干，鼻掀气急，患上平塌，原头存一空孔，无水无脓。予曰：疮毒已陷，定不可治。复请别医，俱曰无事，予曰：臀居小腹之后，肌肉顽浓，毒既到此，必须内托为脓，溃后最易收敛；今已内外寒凉毒既内入，岂能再出。众医强投内消解毒、定燥除烦之药，终至不应，半月而死。

按语：此两则医案是误用寒凉导致疮毒内陷终致不治之例。治痈当慎用寒凉，顾护脾胃，气血充足，方能托毒外出。

（四）有头疽

有头疽是发生于肌肤间的急性化脓性疾患。一般多发于颈项部和背部，如脑疽、鬓疽、发背，其特点是初起皮肤上即有粟粒样脓头，焮热红肿胀痛。

1. 临床表现

有头疽是一种发生于皮肤肌肉的急性化脓性疾患，是多个相邻的毛囊和皮脂腺的急性化脓性感染。在祖国医学文献中，由于发病部位不同，而名称各异，生在脑后部的称"脑疽""正对口""偏对口"生在背部的称"发背""搭手"，生在手足背部的称"手足发背"，生在少腹部的称"少腹疽"……凡皮肤坚韧、肌肉丰厚之处都可发生，以项、背部多见。其临床特点，初起在皮肤仅有粟米样小脓头，焮热红肿疼痛，迅速向深部和周围扩散，肿势范围常超过手掌，甚至大如覆盘，中央脓头相继增多，溃破如蜂窝状，一般以成年人为多见。患有糖尿病症，或年迈体弱、气血不足者，多由于正不胜邪而出现肿势散漫不聚，疮形平塌，漫肿无根，疮色灰暗紫滞，化脓迟缓，出脓稀少，或伴有高热、脉数、神昏谵语等邪毒内陷之逆象。如不积极救治，可发生死亡。

脑疽是有头疽的一种，"夫脑疽者，俗称对口是也"。根据病因内外的不同，临床表现上也有差别。从外感受者主要表现为："其患初起有头，多生正穴，三四日间，多作焮痛，始生寒热，口和而干，色红根活，疮势渐高，形不散大，时止时痛，易脓易腐，饮食知味，起坐寻常，外势虽可畏，而内无七恶之症相干，此属阳证，其由从外来矣，故多不治可愈"。从内发外者表现为："所有五脏蕴结而成者重，其源有五：盖心主血，故心绪烦扰，煽动不宁，以致火旺而沸腾，行于项间与寒水交滞而为肿者，一也；肝统筋，故恼怒伤肝，项乃三阳统筋之所，肝伤则血脉不潮，筋无荣养凝结为肿，故项紧急强痛，不能转侧，其患未溃前肉色紫暗，坚硬漫肿，破流血水，木痛无脓，此等之症皆肝气受伤者，二也；脾主肌肉，故思虑伤脾，脾气日损，又或膏粱损胃，胃汁干枯，以致中脘痞塞，气不营运，逆于肉里，乃生壅肿，其患外皮虽腐而内坚不溃，口燥舌干，饮食不进，根脚走散，脓秽色败。此等之症皆脾气受伤者，三也；肺主皮毛，故忧郁伤肺，肺伤则毛窍闭塞，腠理不通，气不舒畅，纵横经络，结而为肿，其形疮多平陷，色淡不华，皮腐脂流，形如汤泼，气粗短促，鼻霉鼻掀，碌碌生痰，殷殷发嗽，此等之症皆肺气受伤者，四也；肾主骨髓，故恣欲伤肾，肾伤则真阴之气败矣，真阴一败，相火自生，此火最能自升自降，或动或静，煎熬脏腑，消烁津液，更变形容，改换声音，疮形紫黑，脉数乖度，烦躁口干，随饮随渴，此等之症皆肾气受伤者，五也。"(《外科正宗·卷二·脑疽论第十六》)

鬓疽也是有头疽的一种。初起表现为"且如初见疮时，多寒少热，口干作渴，好饮热汤，六脉虚数无力；又兼患上坚硬，多不焮痛，无溃无脓，疮根流散，此等之症，乃真气虚而邪气实也"；而后"又如见症时热多寒少，头眩作痛，口燥舌干，渴欲饮冷，二便秘涩，六脉沉实有力，疮亦焮肿疼痛，身体发热，易腐易脓，根脚不开，肿在外，此乃正气实而邪气虚也"；后期"又有未见疮时，先作渴症，或一年半载，日久日重，然后发为鬓疽；其形色多紫黑，疮多平陷，坚硬无脓，毒流耳项；又兼气味不正，形容不泽，精神不明，饮食不进者，俱为不治。"(《外科正宗·卷二·鬓疽论第二十》)

2. 病因病机

疽者，沮也，为阴，属五脏毒攻于内，其发缓而所患深沉，因病原禀于阴分中。盖阴血重浊性质多沉，故为伤筋蚀骨难治之症。因此，有头疽的发生，陈实功强调内因本虚。认为七情内伤，气郁化火；或恣食膏粱厚味，脾胃运化失常，湿热火毒内生；或恣欲伤肾，真阴亏损，相火炽灼，均可导致脏腑蕴毒，再加上外感六淫，风温湿热邪毒入侵，客于经络，以致内外毒凝聚肌肤，营卫不和，经络阻隔，气血失常，毒邪凝聚而成。重症有头疽的发生，主要由于正气内虚，火毒炽盛，举托无力，不能化腐成脓，托毒外泄，反走窜入里，客于营血而成。若阴虚之体，每因水亏火炽，则热毒蕴结更甚；若气血虚弱之体，每因毒滞难化，不能透毒外出，甚至疽毒内陷，使病情加剧。由此可见，正气盛衰、湿热火毒的轻重是重症有头疽发生、发展、转归的决定因素，其中正虚为本，邪盛为标。

（1）脑疽　脑疽多为湿热致病，其感受途径有外感与内发两种。"但所发不同，其源有二，得于湿热交蒸从外感受者轻；五脏蕴结从内发外者重。其理何也？湿热之为病，天行气候，寒暑不调，节序温凉，阴阳失度，凡有体虚者易于侵袭，项后虽属督脉，又主太阳寒水司行之道，所有侵袭，气血必凝；凝则后必为肿，此从外感受者"（《外科正宗·卷二·脑疽论第十六》）。外感湿热者，起病急，疮势高，易脓易腐，病程短，病情轻，属阳证；五脏蕴结者，起病缓，疮势漫肿，不易溃不易敛，病程长，病情重，又因五脏不同，其表现而各有差别。

（2）鬓疽　陈实功认为，其病因与肝火旺、肾水亏有关。"夫鬓疽者，乃手少阳三焦相火妄动，又兼肾水不能生木，或外受风热所感。但此经多气少血，肌肉相搏，凡有患最难腐溃。此皆起于情性急暴，房欲、血虚火动，肝气凝结而成。疽之初起，寒热交作，头眩痛彻太阳，甚则耳目连鬓通肿。"

3. 治则治法

陈实功认为"外不起者，内加托药"，强调"托法"是有头疽的治疗大法。应全过程服用扶正托毒中药，促使毒邪移深就浅，疮毒顶透高突，易于溃脓，使毒随脓泄，不致向外扩散，或走窜入里，才能化逆为顺。临证不论阴阳、寒热、虚实，均应以扶正托毒、透脓达邪外出为宗旨，并根据其症状，审其病程，划分阶段，同时结合发病部位及其热毒的轻重、气血的盛衰、年龄大小等情况而异。此外，陈实功认为"外科之法，最重外治"，有头疽还要内外合治，注重外治。外治精当与否，常可决定病势之进退、转归。陈实功认为临证内外治协同，尤其重视局部辨证施治，必须根据疾病不同阶段或不同症状采用不同外治处理。

（1）**脑疽**　脑疽治疗上应内分虚实，外辨阴阳。根据疮未成、疮已成、疮已溃，内治分别施以"汗法""托法""补法"；外治当先用披针放血，再用蟾酥条腐蚀，并盖以膏药，后期外敷玉红膏收敛生肌。强调切勿攻利太过，妄投寒凉，耗伤元气。

凡治此症，必内分虚实，外辨阴阳，体顺天时，察其病理，七日以前疮势未成者，当通窍，以汗发之。七日以后病势已成，治当兼补以托之，此则毒不内攻，外无变症，如药攻利太过，元气受伤，毒多难出，又敷围凉药，气血冰凝，则肌肉多死，反难腐溃。予尝治此及诸发背初起未成者，用披针当顶点入知痛处，出其恶血，通其疮窍，随插蟾酥条直至疮底，外用膏盖；内服万灵丹或蟾酥丸发其大汗，解散内蕴之毒，次日患上或肿或不肿，或痛或不痛，仍插仍贴，直至患顶肿高，根脚突起，四围列缝有脓方住插药。轻浅者，九日后吐出病根坚硬不化之物；毒甚者，不能顿然脱落，亦可渐腐成脓，为转重就轻之良法。外用玉红膏长肉，内服补托收敛其患，不久自愈。如阳证轻浅者，候自腐溃，不用前法针刺，如不肿不疼，灸亦不痛，阴证尤当速用，不必迟延，此为移深居浅之大法也。（《外科正宗·卷二·脑疽论第十六》）

（2）**鬓疽**

鬓疽的病因与肝火旺、肾水亏有关。

夫鬓疽者，乃手少阳三焦相火妄动，又兼肾水不能生木，或外受风热所感。但此经多气少血，肌肉相搏，凡有患最难腐溃。此皆起于情性急暴，

房欲、血虚火动，肝气凝结而成。疽之初起，寒热交作，头眩痛彻太阳，甚则耳目连鬓通肿。(《外科正宗·卷二·鬓疽论第二十》)

陈实功主张治疗应辨证阴阳、表里、虚实为先，施以清散肝郁、滋养肾水、补虚托毒之品。

治法不可妄用针灸，必分阴阳、表里、邪正、虚实治之，庶不有误。且如初见疮时，多寒少热，口干作渴，好饮热汤，六脉虚数无力；又兼患上坚硬，多不焮痛，无溃无脓，疮根流散，此等之症，乃真气虚而邪气实也。治以托里为主，消毒佐之，如清肝养血汤、托里消毒散之类是也。又如见症时热多寒少，头眩作痛，口燥舌干，渴欲饮冷，二便秘涩，六脉沉实有力，疮亦焮肿疼痛，身体发热，易腐易脓，根脚不开，肿在外，此乃正气实而邪气虚也。治以消毒为主，托里佐之，如栀子清肝汤、鼠粘子汤之类是也。大抵正气胜则实，邪气胜则虚，必然一胜则一负，邪正不并立，欲其虚而不待损而自虚矣。又有未见疮时，先作渴症，或一年半载，日久日重，然后发为鬓疽；其形色多紫黑，疮多平陷，坚硬无脓，毒流耳项；又兼气味不正，形容不泽，精神不明，饮食不进者，俱为不治。(《外科正宗·卷二·鬓疽论第二十》)

因此，有头疽治疗上分初、中、后期三个阶段进行。初期内治宜和营托毒、清热泻火利湿，可选用黄连解毒汤、仙方活命饮、神授卫生汤之类。外治上，初起常用隔蒜灸或神灯照法，疮面未溃，局部红肿，脓头尚未溃破，用金黄膏加千捶膏外敷以箍围聚肿。

中期成脓时治宜托毒外出，内用托里消毒散。外治方面，脓成宜切开引流，若疮肿局限，中央高起，触诊有波动感，疮周按之已软，可作"十"或"++"字形切开手术，外掺八二丹，切开时切口宜小，不超过疮肿红肿范围，并注意尽量保留皮角，既不破坏护场，又有利于早日生肌长肉，并且愈合后疤痕也小。若脓出不畅时，可用药筒拔法提脓外出；疮难腐溃者，披针扩创后，用蟾酥条插入疮口腐蚀死肉。疮面宜用太乙膏盖防止风邪侵入，疮口周围宜敷真君妙贴散防止疮毒走散，溃脓时常用猪蹄汤或葱艾汤淋洗疮口，保持疮口洁净。

后期收口时，气血两虚，疮口愈合迟缓宜调补气血，选用十全大补汤。疮面脓腐已净，新肉渐生，外治宜用生肌玉红膏生肌收口。

4. 病案举例

（1）一男子项疮五六日，来就余视，头便黄色，根亦平散，予曰：此当急治。彼面色不悦而去。请他医视之曰：小恙也。因即用其药。又至五日外，其疮势坚硬，根脚开大，毒气已过两肩，流注前项，胸乳皆肿，呕吐恶心，寒热不食，疮势形色俱觉可畏，始信前言。复请予治，其疮形状不可观也，此非药力可及。先用葱艾汤洗净旧药，连煮药筒拔提二次，拔出瘀血碗余，随用银针斜斜插入根脚，透通患底数处，以蟾酥条插入孔内。解毒为脓，总以膏盖，走散处则以真君妙贴散敷之，其毒渐渐收归后项原处。又服内托、降火、化痰之药，三、四日候其大势已退，内脓已通，换服十全大补汤。凡坚而不化者照之，腐而不痛者取之，新肉生迟者培之，如此调理将近三月，始得完口平复。

按语：此患讳疾忌医，陈实功不计前嫌用心医治。此医案治法突出内外合治，外用药筒拔提排除瘀血，银针针刺并腐蚀药消散脓毒，后用围药束毒收口；内用以内托为主，配以降火、化痰之剂加以调理，终使得愈。

（2）一女人年过六旬，系宦族，素禀怯弱，项间患疽，初起头便如粟，谓里可容谷也。喜其形体不肥，虽发必易腐溃。先用隔蒜灸之，次用蟾酥饼贴灸上，四边以吸毒散敷之，使根脚不散，内服托里消毒散数服，疮势坚硬，疼苦不止。予曰：到某日方止，今疮不腐溃，脉细数无力，此内虚不能解毒为脓，以疼为要，岂可得止。次换益气养荣汤加角针、白芷三服，肿势渐起，外用桑木灸法，肿渐软，脓出不多。前方去角针、白芷加香附倍用参、芪，又数服，方得脓溃，痛不止。予曰：再三日午后痛可止，至期腐肉将脱小半，临午用乳香定痛散一服，午后疼痛顿止，得安睡，其家喜悦，予曰：此在用药适其时，惟信余言，则无失耳，后当某日腐尽，某日肌平，某日完口。其家以墨记之，果如期不爽。此法要在眼力精巧。量病难易，新腐迟速，用药当否，乃能决期日耳。

按语： 陈实功观察细致，辨证精准，用药切当，根据痈疽不同发展阶段的症状变化，准确地预言了病患的康复时期，不可不谓神妙。

（3）一妇人正对口四、五日，自灸廿余壮，竟不知痛，灸疤焦黑平塌。脉微数而无力，此内虚症也，若假药力，则误其事。用披针当顶刺入寸许，不知痛，亦无血出，此毒滞而未发，用蟾酥条插入针孔，每日一次，膏盖其上，至七日后周遭裂缝出脓；内服纯补之药，至十四日，落出疮根一块，如指大，长厚寸余，方以玉红膏生肌，又半月，其口已平，掺以珍珠散，生皮而愈。此症设不用针工，专假药力攻托，虽不至死，岂能速愈。

按语： 此医案为有头疽的纯虚之症，内治用纯补之法，补虚托毒。本案的亮点在于陈实功熟练运用披针切开排脓，各种药物外治法搭配混合使用，蟾酥条腐蚀、膏药盖疮挡风寒、玉红膏生肌收口、珍珠散平口收功，将虚证疮疡的外治法发挥得淋漓尽致，大大缩短了仅用药物内服治疗的疗程。

（4）一男子（鬓疽）肿焮五六日，彼欲内消，外敷凉药，内服大黄泄气等剂，随后焮肿虽退，乃生寒热，恶心干呕，肩膊牵强，诊之脉数无力，此内虚毒气入里，凉药之过也。东垣云：疮疽之发，受之有内外之别，治之有寒温之异。受之外者，法当托里以温剂，反用寒药攻利，损伤脾胃，多致内虚，故外毒乘虚入里；受之内者，法当疏利以寒剂，反用温剂托里，使骨髓之毒外彻皮毛，表里通溃，共为一疮，助邪为毒，苦楚百倍，轻则变重，重则死矣。前症既出寒药之过，以托里健中汤，二服，呕吐全止。

又以十全大补汤加白芷，数服而原疮渐起；又以人参养荣汤间服，腐溃脓稠；两月余收功。

按语： 本则医案陈实功引李东垣论证用药寒温的不同情况，须得明辨，否则"助邪为毒，苦楚百倍"，突出了陈实功重视顾护脾胃的学术思想。重症有头疽的病情转归、顺逆、陷与不陷和患者的正气盛衰有着重要关系，其中胃气的盛衰是疾病转机的重要环节。脾胃是后天之本，脾胃旺则气血生化有源，气血为疮疡化毒之本，得谷者昌，绝谷者亡，而脓为气血所化。故临证时总以顾及胃气为本，胃气复苏，则生化有源，化腐溃脓，载毒外泄，自能转逆为顺，达正盛邪却，疾病遂愈的目的，不可一见局部热象，就过用苦寒克伐之品损伤脾胃，影响脾胃运化功能，气阴亦难恢复，甚而遏邪内伏。必要时更需借助食疗恢复胃气，才能和益气扶正托毒药物起协同作用。疮疡之症不适合用寒药，清凉疏表之品才为妥当。用寒药生变证则用补托药恢复其元气精血。

（5）一男人六旬有二，发右搭手。余用艾灸形势渐高肿，坚硬不痛。十五日后，尚未溃脓，日生烦闷，恐其毒陷，先用针通，随行拔法，拔出恶血钟许，稍得轻便，日搽化腐之药，膏盖三日后，疮渐腐溃，至二十日，出正脓，坏肉渐脱，新肉渐生，外治之法尽矣。其家与内科一医甚密，请其开方，不遵外科补托之法，自执己见，不听予言，失于峻补，每日人参不过二钱，以为足用。予曰：不及，法当五钱，兼熟附二钱，不然必生变矣。其家与内科医俱不信。果然不数日，肉色淡白，疮口散漫，脓水清稀，饮食减少，败症具矣。虽强投温中健脾大补之药，终则不应，至于形体消削，脓水臭秽，延至六十日，历尽气血而亡，悔已无及。凡大疮每日脓出一碗，用参必至三钱，以此为则，况本病出脓日有三碗，用参二钱，谓之大损小补，安得不死？又外科乃破漏之病，最能走泄真气，如损补两不相敌，无以抵挡，多致变端。其家不信补而自取败亡，惜哉！

按语： 此则医案讲述了一患者不遵医嘱，溃脓后用补药不及终致身亡的医案，陈实功痛惜不已。外科是破漏之病，最能走泄真气，若不能及时足量地补上患者出脓损失的真气，多易变生他症，以至不救。再次强调了疮疡后期托补法应用的重要性。

（6）一妇壮年，项疮三日，其形径对前口，彼家相畏，人胖不当疮发此穴也。予视顶高脚活，虽发不妨。彼欲内消之方妥，予曰：药消则不能，针消则可取。彼从之，用披针当顶针入六、七分，点至软肉方住，随去瘀血，又以蟾酥条插入孔内，服蟾酥丸得大汗而解。次日疮上微脓出之渐消，尤恐内毒未尽，又用消毒清热之药数服，不出十日而安。大抵凡欲消疮，先断根本，次泄毒气，使毒自衰无得内攻为妙。

按语： 此则医案例强调了外治法断根泄毒的重要性，疮疡重症若用药力不能消则用针消以达到这个目的，就必须使用针刺手术方法配合腐蚀药来排毒消肿，否则毒气内攻就会变生坏症。

（五）附骨疽

附骨疽属无头疽，是一种毒气深沉，附骨而生的化脓性疾病。其特点是多发于四肢长骨，局部胖肿，附筋着骨，推之不移疼痛彻骨，溃后脓水淋漓，不易收口，可成瘘管，损伤筋骨，病后余残，甚者危及生命。生于手足腿膊等处，溃破后出腐骨的又称为多骨疽，也属于附骨疽的一种。

1. 临床表现

起病急骤，先有寒热交作，随后筋骨作痛，皮肤不热不红，疼痛甚者不能屈伸转侧。成脓则局部焮红胖肿，按之应指，溃后脓出淋漓不尽，不易收口，患处有死骨，病情可迁延数年之久。

2. 病因病机

附骨疽多发于肝肾不足、气血两虚之人，外感寒湿之邪深入于里，留于筋骨，使经络阻塞，气血不和，血凝毒聚而成本病。或由于疮疡破溃不能收口，气血不能荣养筋骨而成。故附骨疽的成因主要是正气虚弱，毒邪侵袭，正不胜邪，毒邪不能外散，反而流窜入骨，营卫稽留于经脉之中，致营卫不通，故而在局部化为大热，导致肉腐化脓、筋烂伤骨而髓消。

（1）**附骨疽**　陈实功认为，是由于体虚正气不足，阴寒深入骨髓所致，日久则局部化热而成。《外科正宗·卷三·附骨疽论第二十七》曰："夫附骨疽者，乃阴寒入骨之病也。但人之气血生平壮实，虽遇寒冷则邪不入骨。凡入者，皆由体虚之人，夏秋露卧，寒湿内袭；或房欲之后，盖复单薄，寒气乘虚入里，遂成斯疾也。初起则寒热交作，稍似风邪；随后臀腿筋骨作疼，不热不红，疼至彻骨。甚者曲伸不能转侧，日久阴变为阳，寒化为热，热甚而腐肉为脓，此疽已成也。"

（2）**多骨疽**　多骨疽属于附骨疽的一种。陈实功认为，其病因病机"由疮溃久不收口，乃气血不能营运至此，骨无荣养所致。细骨由毒气结聚化成，大骨由受胎时精血交错而结，日后必成此疽也。"（《外科正宗·多骨疽论第三十八》）

3. 治则治法

附骨疽属于寒湿引起的一种，属于"阴证"范畴。若是属于湿热引起，可将它归纳为半阴半阳证范围。因此，治疗以温中补虚托毒为主，辅以散寒通络之品，局部热盛者适当施以清热化湿药物，切不可误用损脾、泄气、败毒等药，外禁寒凉等法。初期治宜发汗散寒、活血化湿通络，用五积散加牛膝、红花或大防风汤。中期成脓时，内治宜托脓外出，化湿通络，用内托羌活汤或内托芪柴汤之类。外治宜切开引流，不出脓可用神灯照法托脓外出。后期溃后内治宜调补气血，清化余毒用保元大成汤、香砂六君子汤之类。外治上，腐骨脱出，肌肉不生，不能收敛者，用生肌玉红膏或生肌散。

凡治此症，初起寒热作痛时，便用五积散加牛膝、红花发汗散寒、通行经络，或万灵丹发汗亦可；次以大防风汤行经活血、渗湿补虚。又有生于尻臀部位漫肿作疼者，内托羌活汤；腿内近膝股，漫肿木痛者，内托芪柴汤；腿外侧者，内托酒煎汤。初起通用人参败毒散加木瓜、牛膝、苏木、红花，虚者十全大补汤加羌活、防己、牛膝；已成欲作脓者，附子八珍汤；脓成胀痛者，即针之；脓稠而黄体实者，十全大补汤；脓清色白体虚者，保元大成汤；食少体倦者，香砂六君子汤；脾虚寒热者，补中益气汤，以此调理可也。又有风湿相乘之症，初起寒热交作，次传腿肿作痛，其形光亮微红，发热肿痛，按之如泥不便起者，宜当归拈痛汤或茯苓佐经汤，间服万灵丹和之。以上之症，皆由元气不足中来，不可误用损脾、泄气、败毒等药，外禁寒凉等法，如误用之，必致气血冰凝，内肉瘀腐，日久化为污水败脓，流而不禁者终死，又有房欲劳伤，寒热互变，气血乖违，经脉横解，受病日深以成斯疾者，其患大腿渐渐肿如冬瓜，上过胯腹，下连足底，牵连漫肿，皮色不红，日久溃脓，色白腥秽，肿仍不消，痛仍不减，元气日衰，身体缩小，唇舌干焦，二便枯秘，诸药不效，饮食不进者，终为不治。（《外科正宗·卷三·附骨疽论第二十七》）

多骨疽治疗上先补脾肾，再温通经络，后生肌敛口，内服外用同治。

但肾主骨，宜服肾气丸、十全大补汤先补脾肾；次用艾附饼灸之令温暖，腐毒朽骨自然脱尽，生肌敛口而愈。（《外科正宗·多骨疽论第三十八》）

4.病案举例

（1）一监生似前欲后受寒，致成腿痛，予以暖肾经、温经络、散寒邪药治之。彼以为缓，请内医，甘服表散之剂，外邪虽散，其内必虚。又以小柴胡汤等药调理，致虚热发作，口燥咽干，烦渴不已；又以知母石膏汤清其上，防风、木瓜、威灵仙等剂攻其下，众议纷纷，杂药妄进，致病愈剧。仍复请治，其时患腿愈肿，其形缩小，此必死症也。况此症原从肾经受寒，非附子、破故纸不能通达关节；非羌活、防风、牛膝不能通行闭滞；

非人参、白术、炙甘草不能使脾气行达四肢；非川芎、当归、白芍、熟地、红花不能养血活血。凡病从虚而入者，先补其虚，后攻其病。况治此症，不加温补而反用发散解肌，以正风寒有余之法治之，不死何愈？后果死。医者众误，始信而服之。

按语： 此则医案充分体现了附骨疽多为体虚之人又外受寒湿致病的病因病机，治疗上应以温补为重为先，在温补脾肾的基础上再疏风散寒通络，切勿妄投寒凉药物或仅用发散之品。脓成也同样要注重切开引流，以防毒邪内陷脏腑而至昏蒙。

（2）一女人左口上牙根突肿如栗，坚硬如石不痛，此多骨疽也。药亦不效，后三年始痛，破流臭脓，后出多骨，形如小鳖；肿仍不退，此骨未尽，稍入又出小骨二块，枯色棱磳，其肿方退。以四君子汤加升麻、陈皮，外以甘草煎汤漱口，生肌散日搽三次而收敛。

按语： 多骨疽多由气血不能荣养筋骨，毒气留结于筋骨而成，肾主骨，治宜补肾健脾。有死骨者应用艾灸或神灯照法于患处，令肌肉温暖，气血通行使腐毒朽骨自然脱落。死骨脱落后应内服调补气血之品，外敷生肌收口之药以收功。

（六）流注

流注是发于肌肉深部的转移性多发性脓肿。流者，行也，注者，住也。

1. 临床表现

流注好发于四肢、躯干肌肉丰厚的深处，漫肿疼痛、皮色如常，容易走窜，每此处未愈、他处又起。初起有一处或数处肌肉疼痛、漫肿，皮色不变、微热；成脓时肿块会不断增大、疼痛加剧；溃后流出黄稠或白粘脓水，肿硬疼痛渐消。

2. 病因病机

本病因正气不足，邪毒流窜，使经络阻隔，气血凝滞而成，总属"阴证"。由于人体抵抗力减弱，再因原发病灶如患疗疮、疖痈、外感风寒、情志不遂、劳欲过度、跌打损伤、切口感染、产后瘀血停滞等，失于诊治，使毒气走散扩入营血，令气血不行从而导致流注的形成。

陈实功认为，流注病机犹如其名，气血虚衰凝滞，多由久劳伤体，又感受外寒之邪所致。

夫流注者，流者行也，乃气血之壮，自无停息之机；注者住也，因气血之衰，是以凝滞之患。故行者由其自然，住者由其瘀壅。其形漫肿无头，皮色不变，所发毋论穴道，随处可生。凡得此者，多生于体虚之人，勤劳之辈，不慎调燮，夏秋露卧，纵意取凉，热体当风，图身快爽；或中风邪，发散未尽，或欲后阴虚，外寒所侵。又或恼怒伤肝，郁结伤脾，荣气不从，逆于肉里；又或跌打损伤，瘀血凝滞；或产后恶露未尽，流缩经络。（《外科正宗·流注论第二十五》）

3. 治则治法

流注的治疗以温散为主，法当大养气血，培助脾胃，温暖经络，通行关节。并远寒就温，调节起居情志。"此等种种，皆成斯疾也。既成之后，当分表里、寒热、虚实、邪正、新久而治之。初因风寒相中，表证发散未尽者，人参败毒散散之。房欲之后，体虚寒气外侵者，五积散加附子温之。劳伤郁怒，思虑伤脾而成者，归脾汤加香附、青皮散之。跌扑伤损，瘀血凝滞而成者，复元活血汤逐之。产后恶露未尽，流注经络而成，木香流气饮导之。此皆初起将成之法，一服至三、四服皆可；外俱用琥珀膏敷贴，其中亦有可消者，十中五、六。如服前药不得内消者，法当大养气血，培助脾胃，温暖经络，通行关节，木香流气饮、十全大补汤俱加熟附子、香附培助根本；此则未成者自消，已成者自溃，已溃者自敛，而终无残败破漏不敛之症。且如有脓，宜急开之。患者又当慎起居，戒七情，远寒就温，俱可保全。若误用寒凉克伐、内消等药，终至不救者多矣。"

（1）**初期**　初起以温散为主。寒邪所袭，筋挛骨痛及遍身疼痛者，温经络、行气血用五积散加附子；有表证者宜清热消肿、行散气血用人参败毒散；情志所伤宜顺气宽中，和气血，兼补助脾胃用归脾汤加香附、陈皮；跌扑闪挫，瘀血凝滞为患者，宜调和气血、通行经络用复元活血汤；产后败血流注关节致生肿痛者，当散败瘀、养气血用木香流气饮。外治，肿处可用琥珀膏贴之，风寒为患者可用香附饼热熨于患处。

（2）**中期**　在上方中加当归、皂角刺、穿山甲等味以托脓外出。外治宜切开引流。

（3）**后期**　溃后脓水不止，而形衰食少者，宜滋气血、峻补脾胃，当大养气血，培助脾胃，温暖经络，通行关节，用十全大补汤。

4. 病案举例

（1）一妇人因怒胁下结肿，将近半年方痛，此得之肝气郁结之症，以木香流气饮四服，其肿渐红，此日久之病必欲作脓，不可内消；又以十全大补汤加木香、香附、青皮十余服，其肿渐高；又以本方加皂角刺五服，其脓方溃，且清且多。此劳中所得者，元气已经亏损，其脓故多而清，以人参养荣汤加熟附子月余，脓稠且少，又本方倍参、芪、归、术两月而愈。

（2）一孀妇项间乳上各肿一块，将近一年，渐大方痛，诊之脉细数而无力，此思虑过伤之病也。以归脾汤加桔梗、香附十余服，其肿渐高；外以琥珀膏敷之，肿顶红色；欲其作脓，又以十全大补汤加桔梗、贝母服之，半月脓熟；针之后，头腐脓清，虚热复作，食少不睡，仍以归脾汤间以逍遥散，服之三月而愈。

（3）一男子平素怯弱，腰后微肿一块，饮食少思，口干发热，此得之肾伤之病也，治当朝以附桂八味丸，午用人参养荣汤扶植根本为要。彼以口干发热内火之故，欲投清凉之剂解之，予辞不敢治。请内医视之，以退热为主，正合病家之意。投药三剂，腹痛作泻，又以猪苓、泽泻、浓朴泄气等药，大热发作，形体更变，复请予治。予曰：死之速矣。伊方不知因虚致病，法当滋补，况是腰间肿块，内肾受伤；口干作渴，肾水枯竭；发热不退，阴虚血少，今以有余之药而疗不足之症，岂有不死者。始信前误，又半月而死。

按语：陈实功认为流注总因元气虚弱而致，应以扶正固本为重，根据不同的病因而选用不同的治疗方法，如行气、活血、散寒之类，但忌用寒凉克伐之药。以上三则医案证明遵循此治则者生，逆之则正气耗散而亡。此外，平时的调理亦很重要，患者要注重调养，培固根本，注意保暖，慎起居，节劳欲。

（七）丹毒

丹毒是皮肤突然发红、色如涂丹的一种急性感染性疾病。新生儿丹毒又称小儿赤游丹。

1. 临床表现

丹毒的临床特点是病起突然，恶寒发热，局部皮肤忽然变赤，色如丹涂脂染，焮热肿胀，迅速扩大，发无定处。初起寒热交作，头眩体痛，头面作肿，红赤发热疼痛，口燥咽干，大便秘实。成脓后高肿发热疼痛，溃脓脓稠，坚肿渐消，疼痛渐减。小儿赤游丹往往游走不定，发无定处，红肿发亮，多有皮肤坏死，伴高热、烦躁、抽搐、呕吐等严重的全身症状。

陈实功描述丹毒：

初起与风寒相类，惟头、面、耳、项发肿为真，其患既得，寒热交作，体强头眩，脉浮紧数者，为邪在表……如两目鼻面渐次传肿者，乃正阳明受病；其患焮肿发热，便秘口干，多热少寒，脉数有力，为邪在里……又头角两耳前后结肿者，乃手少阳经受之，其患耳鸣筋痛，寒热呕吐，口苦咽干，烦躁时甚……又有毒中三阳，自项之以上俱发肿者，光如水色，双目合缝，唇似猪形，口角流涎，肿不消溃，声音不出，饮食不入，咽喉肿闭，牙关难开，破流臭水，秽气连绵不绝者，犯此俱为不治。（《外科正

宗·卷二·时毒论第二十二》)

对于小儿赤游丹，其临床表现为"而欲发之时，先发身热、啼叫、惊搐，次生红肿光亮、发热、瞬息游走，发无定处。先从头额起者，名天夺丹"（《外科正宗·卷四·小儿赤游丹论第一百十》）。

2. 病因病机

由于感受四时不正之气，火邪侵犯，血分有热，郁于肌肤而发。因此，丹毒的病因以火毒为主，可由风湿热诸邪化火而致。内因为素体火旺，血分有热，两热相并，郁于肌肤，气滞血瘀，经络不通，在外则现赤如丹涂之色。因此，丹毒多属阳证，为外感非时之气，时毒自太阳经传入，由阳明经、少阳经传变，逐渐火毒炽盛，而后耗气伤血。辨证当先辨别表里、虚实。《外科正宗·卷二·时毒论第二十二》云："夫时毒者，天行时气之病也。春当温而反寒，夏当热而反凉，秋当凉而反热，冬宜寒而反温，此四时不正之气，感于人发成斯疾也。"

赤游丹是儿科疾病，属小儿丹毒，为胎中受毒，出生后引触，起病急而险。"受毒于未生前，发病于有生后。盖身在胞胎，皆赖父精母血借以生养，父母不能节其欲，多致淫火猖炽，胎必侵受；又不能戒诸浓味，以及炭火烘熏、重衾叠褥，往往受热，子无弗有，及致生后，热汤洗浴，烘熏衣物，触动内毒"（《外科正宗·卷四·小儿赤游丹论第一百十》）。

3. 治则治法

丹毒辨证应"自有阴阳、表里、寒热、虚实分治。初起与风寒相类……为邪在表；以荆防败毒散或万灵丹发汗以散之。如两目鼻面渐次传肿者，乃正阳明受病……为邪在里；五利大黄汤、四顺清凉饮下之。又头角两耳前后结肿者，乃手少阳经受之，其患耳鸣筋痛，寒热呕吐，口苦咽干，烦躁时甚，当以知母石膏汤、小柴胡汤和之。通用防风通圣散加牛子、玄参解毒攻里。劳役凶荒，沿门闾巷传染者，普济消毒饮。藿香正气散以安之。表里俱解，肿尚不消，宜砭去恶血。肿热甚者，如意金黄散敷之。微热不红坚硬者，冲和膏选而用之。自后仍不消者，必欲作脓，宜托里消毒散加白芷、皂角针托之。已溃体倦食少者，补中益气汤；脓秽脾虚、食而呕吐者，香砂六君子汤；溃而不敛者，十全大补汤。又有毒中三阳，自项之以上俱发肿者，光如水色，双目合缝，唇似猪形，口角流涎，肿不消溃，声音不出，饮食不入，咽喉肿闭，牙关难开，破流臭水，秽气连绵不绝者，犯此俱为不治。"

小儿赤游丹治疗"以升麻葛根汤母子同服。余皆起于腹背，流入四肢者轻，起于四肢、流入胸腹者重，有此总皆先砭恶血为要。砭血之后，先用精猪肉缝片贴之一时许，换如意金黄散，用水芭蕉根捣汁调敷，甚者日换二次。内以大连翘饮、消毒犀角饮、五福化毒丹。毒气入里，腹胀坚硬不乳者，紫雪散下之。三日后身渐彻凉，砭血之处肉便软活，声清腹软，乳哺如常者顺，反此为逆"（《外科正宗·卷四·小儿赤游丹论第一百十》）。

因此，治疗总宜凉血清热，解毒化瘀为原则，内外合治。内治法则不外乎清热、凉血、利湿、解毒、活血、化瘀、消斑、清营。这八点相辅相成，也有独立作用；在疾病治疗的早、中、晚期进行必要的取舍与结合，充分发挥方药内治的最大效果；丹毒的外治法大致分为：砭镰针刺火罐法、切开引流法、外敷法等。

（1）**初期**　初起寒热交作，脉浮数，邪在表，用荆防败毒散、普济消毒饮、防风通圣散，大便干燥者加大黄。

外治，初起肿热严重用如意金黄散敷之，微热不红坚硬者，用冲合膏敷之。瘀血凝滞宜用砭镰法砭去恶血。

（2）**中期**　成脓后宜用托里消毒散加白芷、皂角针托脓外出。外治宜切开排脓。

（3）**后期**　溃后可选用补中益气汤、香砂六君子汤补益气血。

4. 病案举例

（1）一男子先发寒热，次日头面俱肿，又二日，口噤汤水不入，诊之脉洪数而有力，此表里俱实也。又咽喉妨碍，汤药难下，先用针刺咽间，去恶血钟许，牙关稍开；以防风通圣散一剂徐徐服之，便去三、四次，肿上砭去恶血，以金黄散敷之。次日肿势稍退，又以普济消毒饮二剂，面肿渐消，惟两耳下坚肿不退，此必作脓；又以托里消毒散数服，候脓熟而针之，次以十全大补汤去肉桂加陈皮十余剂而敛。

按语： 此则医案详细记录了丹毒发病与诊治的全过程。早期火毒盛，在表、为实证、属阳，祛邪为主，先施以针刺外治，放血排毒，再予以黄金散外敷，内治用防风通圣散疏风退热，泻火通便。中期脓熟再次针刺排脓，正气渐衰，内服托里消毒散扶正以祛邪。后期予温补之法以扶正固本，生肌敛疮。

（2）一男子劳甚，鬓间肿硬，肉色不变。予曰：劳伤气血，湿痰凝滞之症，与夫外感时毒不同。又诊脉细数而无力，为内伤损病。治当养气血、调经脉，理劳续损治之。彼欲内消，自服仙方活命饮二服，肿不觉消，脾胃已损。又请一医，乃行攻利，复损脏腑；数日后饮食不进，便泄不止，肿硬愈坚，痰涎愈甚。复请视之，辞不可治。予曰：凡疗理，病有主末，治有权宜。此病初起肉色不变者，血不足也；坚硬不热者，脾胃弱也；脉细数而无力，正气衰也；岂可用前有余之药以攻不足之病。后又强投温中补剂，不应而死。

按语： 此则医案之丹毒为气血不足，湿痰凝滞所致，病在里、为虚证、属阴。应以补益气血，和血通络为宜，却妄投寒凉之品，更伤脾胃，使正气愈加虚衰，加速了病情的恶化。

（八）瘰疬

瘰疬是发生于颈部及耳后的慢性化脓性疾病，因其结核多枚，累累如串珠状，故名瘰疬。根据不同病因病机和临床表现又可分为风毒、热毒、气毒、瘰疬、筋疬、痰疬等不同症形。

1. 临床表现

瘰疬常结块成串，累累如贯珠。起病缓慢，初起时结核如豆，不痛不红，皮色不变，不觉疼痛，以后缓缓增大，融合成串，成脓时皮色转为暗红，溃后脓水清稀，夹有败絮状物质，此愈彼溃，经久难敛，形成窦道，愈后形成凹陷性疤痕。常见于儿童及青壮年，女性多于男性。

除此之外，瘰疬还有瘰疬、筋疬、痰疬之别。瘰疬，主要是由于误食虫、蚁、鼠残不洁之物，又或汗液、宿茶陈水混入而餐导致，累累如贯珠，连接三五枚，其患先小后大，初不觉疼，久方知痛，寒热不显著；筋疬，是由于忧愁思虑，情志不畅，以致暴怒伤肝，而肝主筋，肝伤则令筋缩结蓄成核，生于项侧，筋间形如棋子，坚硬大小不一，或陷或突，日久虚弱，恶寒发热，劳累郁怒则加重；痰疬多为虚证，因饮食冷热不调，饥饱喜怒不常，多致脾虚失健，运化失调，水湿内结，凝滞成痰，初起如梅如李，生及遍身，久则微红，后必溃破，易于收敛。

2. 病因病机

瘰疬发病有内外之因。陈实功认为，瘰疬因其感受外邪不同，有风毒、热毒、气毒之分。

外受风寒搏于经络，患者先寒后热，结核浮肿，为风毒；感受火热之邪，或饮食积热，蕴结成毒，色红微热，结核坚肿，为热毒；感冒四时疫毒，来势凶猛，其患耳、项、胸、腋骤成肿块，令人寒热头眩，项强作痛，为气毒。此为三毒也（《外科正宗·卷二·瘰疬论第十九》）。

内因多为肝气郁结，脾失健运，痰湿内生，气滞痰凝，阻于经脉，结于颈项，而成瘰疬。肝气郁结，日久化火；脾失健运，聚湿生痰，湿浊化热，热盛肉腐而成脓，破溃成疮。亦可肺肾阴亏，虚火内炽，肺津亏虚，能输布无力，津凝为痰，血滞为瘀，痰瘀阻滞，痰火凝结颈项而致，或继发于肺痨。因此，瘰疬主要责于素体虚弱，情志不畅，感受风火毒邪，痰火结于颈项，成肿块结核；或直接感染痨虫。瘰疬术后久不敛口，主要责于气阴两虚，湿邪留恋。

3. 治则治法

观其症，辨其因，治其病。风毒者，散其风、除其湿，用防风解毒汤之类；热毒者，清其脾、泻其热，用连翘消毒饮之类；气毒者，调其血、和其气，用藿香正气散之类。瘰疬者，散其坚、和其血，用散肿溃坚汤之类；筋疬者，清其肝、解其郁，用柴胡清肝汤之类；痰疬者，豁其痰、行其气，用芩连二陈汤之类。

除此之外，又有体虚久病情志郁结等特殊患者，当辨证施救，攻补兼施，内外同治。

又有寡妇、尼、僧、鳏夫、庶外家，志不得发，思不得遂，积想在心，过伤精力，此劳中所得者，往往有之，最为难治。有此先养心血，次开郁结，益肾安神，疏肝快膈，如归脾汤、益气养荣汤，俱加香附、青皮、山栀、贝母、木香之类是也。""又男人不宜太阳青筋，潮热咳嗽，自汗盗汗；女人又忌眼内红丝，经闭骨蒸，五心烦热。男妇有此，后必变为痨瘵难治之症。但此体实者，初起可服散肿溃坚攻利之药，得效者十中三四，有不察虚实，尽剂追伐，损伤元气，致成坏病者十有八九，此非患者之命自出医人之手，予常治初起成核，服前药未效者，用针刺核内深入三四分，用冰蛳散拈成条子插入核内，糊纸封上；待至二七后，核子自然落出，随用红、黑二膏搽贴；内服补剂，不久便愈。又常见斑蝥、牵牛、巴霜、大黄追蚀等用，往往致其危亡者多矣。切宜戒之。(《外科正宗·卷二·瘰疬论第十九》)

（1）初期　早期宜消，治宜疏肝解郁、化痰散结。治风毒为患的瘰疬则散风除湿，用防风解毒汤；治热毒为患的瘰疬则清脾泻热，用连翘消毒饮；治气毒为患的瘰疬则调血和气，用藿香正气散；治肝郁气滞为患的瘰疬则散坚和血，清肝解郁，豁痰行气用散肿溃坚汤、柴胡清肝汤、夏枯草汤、芩连二陈汤之类。正气虚弱者，可选用滋荣散坚汤或益气养荣汤。外治可用紫霞膏贴于核上。

（2）中期　中期宜透，内治应在疏肝养血、健脾化痰的基础上加入托毒透脓之品。脓肿期根据正气虚衰与否，又分正气未虚衰、毒邪亦盛和正虚邪实两种情况。正气未衰、毒邪亦盛者，治以托里透脓，防止毒邪内陷；正虚邪实者，宜扶正托毒。

瘰疬日久，内服汤药难以使坚硬的瘰核消散，外治可用针刺核内深入三、四分，用冰螺散或三品一条枪拈成条子插入核内，糊纸封上，以腐蚀内核，使核子自然脱落。但是不可用斑蝥、牵牛、巴霜等药物追蚀。

此外，陈实功发明了火针法以破核消痰。火针疗法是中医外科传统有效的外治法之一，《灵枢》称之为"燔针"，《伤寒论》谓之"烧针"。陈实功对火针疗法进行了改进，用缝衣大针二条，将竹箸头劈开，以针双夹缝内，相离一分许，用线扎定；先将桐油一盏，用灯草六、七根油内排匀点着，将针烧红后当顶刺入四、五分，脓血即随之流出。一针不透可以再针几次，针后疮口可插入药线，使疮口一时不致黏合，便于畅快排脓。本法适用于瘰疬、流痰、附骨疽、流注等肉厚脓深的阴证，脓熟未溃，或虽溃而疮口过小，脓出不畅者，用灼烙的作用代替开刀手术，从而达到脓肿溃破引流，并能防止出血的目的。

（3）后期　后期宜补，治疗调理以疏肝健脾为主，可用人参养荣汤加香附、木香。外治宜生肌玉红膏收口。

4. 病案举例

（1）一男人项核肿痛，拘急恶寒，用荆防败毒散二剂，表证悉退，余核不消，用散肿溃坚汤加川芎、香附、贝母十余服，其核渐消。外以琥珀膏贴之，月余而安。

（2）一男人仲冬渡江，暴冒雾气，又值惊恐，次日寒热交作，头、面、耳、项俱肿，先以藿香正气散二服，寒热即止，面肿渐消，惟项间坚肿不退，红焮作痛，此毒聚必欲作脓，仍用正气散加芎、归、皂刺数服，候脓熟针之，肿痛顿退，又以十全大补汤，脾健肌生完口。

按语：以上两则瘰疬是风痰之毒为患所致，适宜用内消法疏风化痰。同时，有脓即针，有虚即补。

（3）一妇人孀居六载，子幼未立，忧郁成核半年，兼经水不调，寒热交作，形体消瘦，脉亦弦数，此劳伤气血，肝火妄动而成。所谓损者益之，不可用追蚀之药损而复损。先用逍遥散加香附、牡丹皮、贝母和其血脉，疏其肝气，使寒热尽退。次用益气养荣汤，服至月余，气血渐复，经事渐调，元气渐醒。外用火针核上，点破四孔，用黄线药插入五、六次。候至孔大，换用冰蛳散搽于核上封之，至十三日外，其核自落，外搽玉红膏生肌收敛，内服人参养荣汤加香附、木香三十余剂，其口自完。此妇慎起居、忘七情、戒口味、尽调理，故可得愈，否则必不能矣。

按语：此瘰疬为病，多为情志长期不畅所致，日久则正虚，气血不足，虚火内生。先治宜疏肝理气、化痰通络，再予以补益气血以扶正，同时应用火针、腐蚀药外敷，后期收敛生肌。并特别强调了禁忌与调理的重要性，要保持心情舒畅，情绪稳定，避免过度喜怒忧思，起居有节，增强营养，对于疾病的护理、康复有非常重要的意义。

（4）一室女年十七，因父择婿不遂，耽至二旬，怀抱郁久，项生数核，坚硬如石，此肝经凝结筋缩之病也。兼经水断绝，寒热如疟，咳嗽脉数，惟不颧红，此阴虚火动，已成瘰疬症也。非药能愈，视其形状，喜无败色。余曰：欲治此病，先治其心犹可。父问曰：何药治心？予曰：非药也。《易》云：天地氤氲，万物化醇，男女媾精，万物化生，此天地男女生成化育之道也。斯病独起于孤阴寡阳，不生不化，所谓逆理之病，此女大失配，是谓当至而不至，渐成失度之候，其病不生而自生，故药不能挽回，必得阴阳和而雨泽降，夫妇和而家道成。而家道成，斯时方可用药方。其父始悟，随即择嫁，三月后，复请视之，前症稍定，先用逍遥散加香附、青皮、山栀、丹皮、贝母十余剂开郁疏肝，寒热渐止。次以人参荣汤加丹皮、红花通其血脉，使心血易生，容颜稍泽。又用益气养荣汤倍参、术培助脾胃，增进饮食。间用归脾汤加麦冬、五味、远志、沙参收敛神气，宽慰性情。又制参术地黄膏，服至半年，精神顿复，经事亦通，惟核不能全退，用火针点破一核，琥珀膏贴之，渐腐为脓，又两月而得收敛。余肿三核，渐针渐溃渐敛，首尾纯用补脾开郁药，调理一年，始得全愈。

按语： 少女患此病，婚配后，十有五六可以自愈，因为此乃逆理之病，此女大失配，是谓当至而不至，渐成失度之候。若得阴阳和合则病自消。此则医案强调了瘰疬多由肝郁不舒，阴阳失调所致，瘰疬的治疗宜顺应人体自然规律，保持阴阳和谐。

（5）一妇壮年性急，夫荡不为家，左项生核，半载渐至鸡卵大，坚硬如石，皮外红丝缠绕，左右脉俱弦数。弦属肝火妄动，数乃脾热之甚。先用栀子清肝汤平伐肝木，五服后而脉始平。又以清肝解郁汤数服散其郁结，次用益气养荣汤调其气血，间服散肿溃坚汤软其坚肿，外以琥珀膏贴之，调理百日而元气乃复。坚肿已消八九，止存小核未尽，彼以为愈，止不服药。后一载，因夫赌讼未胜，暴急惊恐，前肿复作，两手脉诊细而多数，此阴血亏损，阳火乘之，非前有余症也。又兼胸膈不利，饮食无味，经水先期过多，形容憔悴不泽，此神伤于思虑则肉脱，意伤于忧愁则肢废，魂伤于悲哀则筋挛，魄伤于喜乐则皮槁，志伤于暴怒则腰脊不能俯仰，以上俱七情内损症也。法当滋养气血，调和脾胃，益肾清心，开郁散滞，庶保无虞。彼不肯信，仍前欲服散肿溃坚之药，欲灸肿上，图内消之，余辞不治。彼请客医，仍服前药，亦灸患上，并灸肘尖，此为真气虚而益虚，邪气实而益实。后果反加发热自汗，咳嗽项强，四肢不收，灸疮无脓，血水不绝，肿亦炽盛，此脏腑已损之候，必不久居也。又月余传为气急声哑，痰血交出而殁。余尝见庸医不辨虚实，妄行用药，多致不救，所当猛醒。

按语： 这也同样是情志致病的一则案例。可见调畅情志对于疾病治疗的重要性，不是仅用消肿化瘀的药物就能够治疗的。这种情况非常容易犯"虚虚实实"之戒，使病患不救，深为警醒。

（九）发颐

发颐是热病后余邪热毒结于颐颌之间引起的急性化脓性疾病，因其肿势如法，故名发颐，亦名汗毒。相当于西医的化脓性腮腺炎。

1. 临床表现

在颐颌处发生疼痛及紧张感，轻微肿大，肿如结核，开口感到困难呢，继则肿胀逐渐显著，并延向耳之前后。若病情发展，颐颌部疼痛加剧呈跳痛性，皮色发红，肿胀更甚是已成脓，若不及时切开，脓肿可在颐颌部或口腔黏膜或外耳道溃破，脓出臭秽。可伴有发热、口渴纳呆、大便秘结等全身症状。

2. 病因病机

多由伤寒或温病后汗出不畅，以致余邪热毒未能外达，结聚于少阳、阳明之络，与气血凝滞而成。陈实功认为，此病因原为"感受风寒，用药发散未尽，日久传化为热不散，以致项之前后结肿疼痛"，多为阳证。

3. 治则治法

治疗上分初起消之、脓成溃之、已溃敛之三个不同阶段的治疗。《外科正宗·卷四·伤寒发颐第四十》认为："初起身热口渴者，用柴胡葛根汤清热解毒；患上红色热甚者，如意金黄散敷之。初起身凉不渴者，牛蒡甘桔汤散之；患上微热不红疼痛者，冲和膏和之；肿深不退欲作脓者，托里消毒散；已溃气血虚弱食少者，补中益气汤。"以此治之，未成者消，已成者溃，已溃者敛，亦为平常黄道之法也，用之最稳。

（十）流痰

流痰是发生在骨与关节间的结核性化脓性疾病，因其酿脓后可流窜于病变附近或较远的空隙处形成脓肿，破溃后脓液稀薄如痰，故名流痰。《外科正宗》中主要记叙了蝼蛄串、僵螂蛀（即蛸螂蛀）两种流痰。蝼蛄串因其疮毒流窜臂内，形成窦道，状似蝼蛄串穴而得名。僵螂蛀因症见初起不红不热不痛，渐渐肿硬，形如蝉腹，又似蛸螂，故而得名。

1. 临床表现

好发于骨与关节，病程进展缓慢，初起不红不热，化脓亦迟，脓水清稀并夹有败絮样物质，溃后不宜收口。后期可出现虚劳症状。《外科正宗·卷四·蝼蛄串第一百八》这样描述蝼蛄串："其患多生于两手，初起骨中作痛，渐生漫肿坚硬，不热不红，手背及内关前后连肿数块，不能转侧；日久出如豆腐浆汁，串通诸窍，日夜相流，肿痛仍在，患者面黄肌瘦，饮食减少，日则寒热交作，内症并出。"而僵螂蛀则"多生手指节中，不红不热，肿如蝉腹"。

2. 病因病机

多因先天不足，骨骼柔弱，或由气机郁结，气血失和，风寒痰浊凝聚，留于骨骼而发生本病。蝼蛄串是流痰的一种，陈实功认为"是疾气血浇薄者多"，是由于思虑伤脾，脾气郁结所生。而僵螂蛀的病因病机"乃手少阴痰气凝滞而生"。

3. 治则治法

本病是阴证、虚证，起病慢，病程长。故治疗以滋补肝肾为主，温通经络、散寒化痰为辅。若已化脓，宜用补托；溃后则宜培补肝肾脾胃。可选用益气养荣汤合加味逍遥散随症加减。外治可用蟾酥饼膏贴，消肿透脓。

蝼蛄串治疗以调和气血，温养脾胃为主。"是疾气血浇薄者多，盖四肢属脾土，首尾俱宜益气养荣汤、加味逍遥散调和气血，扶助脾胃，其中可生者十有二三矣。补而不应，气血沥尽而亡者多。"

僵螂蛀内外合治如下：

初起不疼，日久方痛，痛久方腐，肿仍不消，蟾酥饼膏贴，渐作稀脓；近者一载，远者三年，此属体弱者有之。内兼补剂，免变瘰疬之病（《外科正宗·卷四·僵螂蛀第一百二十一》）。

二、肿瘤

陈实功在《外科正宗》一书中对良、恶性肿瘤进行了大量的细致描述，以及病因病机、理法方药的总结，为后人的临床实践提供了大量的有益借鉴。

1. 对肿瘤的命名与分类

在肿瘤的病名方面，陈实功继承了前人以肿瘤所出现的症状、体征为主予以命名的特点，主要对体表的良、恶性肿瘤进行了命名和分类，共分为瘿瘤、乳岩、茧唇和失荣等四大类。

难能可贵的是，陈实功在对肿瘤各症的论述过程中，将恶性程度高的肿瘤列为"不治之症"，把预后好与坏作为判断良、恶性肿瘤的依据。并对恶性肿瘤如乳岩、失荣等癌症患者的死亡病例作了如实的记载，提出及早发现、及早治疗，或有一线生机。

其中比较明确为恶性肿瘤的，如乳岩（乳腺癌）、茧唇（唇癌）、失荣（恶性淋巴瘤）、石瘿（甲状腺癌）、翻花疮（皮肤癌）。有些为良性肿瘤，如肉瘿等。有些疾病虽未有明显描写到肿瘤，但根据其症状，后世认为可能是恶性肿瘤的，如阴疮（子宫颈癌），也有些疾病虽有瘤之名，但现代医学已经将之归为皮肤病等其他疾病，如粉瘤（皮脂腺囊肿）、气瘤（皮肤神经纤维瘤）、筋瘤（下肢静脉曲张）等。另有痞癖一症，现代文献多将之类同为肺癌，但观陈实功在《外科正宗·卷四·痞癖第六十四》中的描写："初起腹中觉有小块，举动牵引作痛，久则渐大成形，甚者翕翕内动，斯时必气血衰弱，饮食减少"，似为腹腔内肿瘤。

2. 对肿瘤发病过程和病状的描述与认识

陈实功对多个肿瘤的发病过程和病状已有较全面的认识。如乳岩一症，陈实功在《外科正宗·卷三·乳痈乳岩论第二十六》中描述为："初如豆大，渐若围棋子，半年一年，二载三载，不疼不痒，渐渐而大，始生疼痛，痛则无解，日后肿如堆栗，或如覆碗，紫色气秽，渐渐溃烂，深者如岩，凸者若泛莲，疼痛如心，出血则臭，其时五脏俱衰，四大不救。"又如失荣一症，陈实功在《外科正宗·卷四·失荣症第一百三十四》描述为："其患多生于肩之已上，初起微肿，皮色不变，日久渐大，坚硬如石，推之不移，按之不动，半载一年，方生阴痛，气血渐衰，形容瘦削，破烂紫斑，渗流血水。或肿泛如莲，秽气熏蒸，昼夜不歇，平生疙瘩，愈久愈大，越溃越坚，犯此俱为不治。"阴疮有"阴中腐烂，攻刺疼痛，臭水淋漓，口干发热，形削不食，有此症者，非药能愈，终归于死"（《外科正宗·卷四·阴疮论第三十九》）。可见陈实功已经明确认识到恶性肿瘤的起病初期均不显，除了肿块以外，没有明显的症状，数载之后肿块渐大，疼痛剧烈，肿瘤溃烂难愈，臭秽污浊，并有脏腑衰微（肿瘤恶病质）的表现，预后差，多属不治之症。

3. 重视肿瘤的内因

陈实功秉承三因致病理论，认为外科疾病的发病原因也不外三因，外因为"外又六淫伤气血，风寒暑湿火相临"，内因为"内被七情干脏腑，忧愁思虑总关心"、不内外因为"膏粱厚味多无忌，劳伤房欲致亏阴"。这些因素影响气血运行，导致脏腑不和，即"故将五脏多乖变，自然六腑不调匀"，疾病由是而生。所以，陈实功认为"外之症则必根于其内"，外科疾病"以痈疽言之为外科，以气血言之即内伤者"。陈实功尤重肿瘤的情志致病因素，在乳岩的病因中，他认为"忧郁伤肝，思虑伤脾，积想有心，所愿不得志，致经络疲惫，聚结成核"；失荣者"先得后失，始富终贫，亦有虽居高贵，其心或因六欲不遂，损伤中气，郁火相凝，隧痰失道停结而成"；妇人阴疮乃"七情郁火伤损肝脾，湿热下注所致"。茧唇与饮食习惯密切相关，多因"过食煎炒炙煿，又兼思虑暴急，痰随火行，留注于唇"。痞癖为"内伤过度，气血横逆，结聚而生"。而骨瘤和男子乳岩二症，陈实功认为与劳伤房欲损及肝肾有关，如肾主骨，骨瘤多因"恣欲伤肾，肾火郁遏，骨无荣养而为肿"；男损肝肾，男子乳岩多由怒火房欲过度以致肝虚血燥，肾虚精怯，血脉不得上行，肝经无以荣养，遂结肿痛。

综上观之，陈实功认为肿瘤之为病多起于内因，常因情志内伤、饮食不节、劳欲过度而致病，脏腑不调、气血衰弱为其本，气滞、血瘀、痰凝、湿浊结成肿块为其标。

4. 重视肿瘤内外一体的整体治疗观念

陈实功重视肿瘤的早治疗，如乳岩一症，"知觉若早……服药调理，尚可苟延岁月"。在《外科正宗》中，陈实功已初具肿瘤内外结合、综合治疗的思路。

（1）内治以"养气血，滋津液，和脏腑，理脾胃"为基本大法

对于肿瘤的内治，陈实功重祛邪扶正兼顾，不一味攻伐，尤其重视调理脾胃，培补气血。他认为："气血者，人之所原禀。"而脾胃是人体气血资生之源，故脾胃强者气血壮，脾胃弱者气血衰。他在《外科正宗·卷一·痈疽治法总论第二》中反复强调："脾胃者，脾为仓廪之官，胃为水谷

之海。胃主司纳，脾主消导，一表一里，一纳一消，运行不息，生化无穷，至于周身气血，遍体脉络，四肢百骸，五脏六腑，皆借此以生养。"他认为"得土者昌，失土者亡"，只有"脾胃盛，气血亦壮，脾胃弱，气血亦衰，所以命赖以活，病赖以安"。并反复告诫"善养生者，节饮食，调寒暑，戒喜怒，省劳役，此则不损其脾胃也。如不然，则精神气血由此而日亏，脏腑脉络由此而日损，肌肉形体由此而日削，所谓调理一失，百病生焉。故知脾胃不可不端详矣"。

（2）外治"以排毒外出为第一，开户逐邪"，善用以毒攻毒法

陈实功认为"医之别，内外也，治外较难于治内。"针对不同的肿瘤、不同的病位，陈实功采用并创制了很多外治方法。如较深部的肿瘤，常外贴膏药配合内服药物，内外兼施，如治痞癖内服阿魏化痞散，外贴乾坤一气膏；治失荣症内服和荣散坚丸，外贴飞龙阿魏化坚膏，"虽不获痊愈，而不夭札速死，诚缓命药也"。治疗浅表肿瘤常采用枯蚀和挂线的方法，如治翻花疮以冰蛳散遍擦正面，油纸包裹根蒂细处，用线连纸扎紧，十日后其患自落。这些外用药起到了以毒攻毒的疗效。毒陷邪深，非攻不克，常用一些有毒之品，性峻力猛之药进行治疗，即所谓以毒攻毒法。以毒攻毒的药物多数有攻坚蚀疮、破瘀散结、消肿除块之效。陈实功善用腐蚀药以毒攻毒，如茧唇"贴蟾酥饼，膏盖，久渐消"，使用飞龙阿魏化坚膏治疗乳岩、失荣、瘿瘤、结毒时常掺加蟾酥丸末。

此外，手术也是陈氏的外治法之一。如乳房肿块初起用艾灸核顶，起泡后挑破，披针插入四分，冰蛳散条插入核内，盖封，核落后以玉红膏生肌收口。根据陈实功所言，可能为乳岩非常早期的阶段，或本身是乳癖等良性乳腺肿瘤。陈实功在肿瘤的治疗中也绝非妄动刀针，或采用以药代刀的方法，如肿瘤"形如茄蒂，瘤大下垂，用药贴其蒂，茄若生肌收敛"，或采用膏药渐消肿块，如治疗瘿瘤治疗应"自然缩小消磨，切不可轻用针刀掘破"。这些都是临床经验的宝贵总结，后世医家奉为圭臬。

5. 主张治疗和护理的整体观

陈实功非常重视病后护理与治疗的统一，认为调理也需先看元气虚实，次看阴阳，当攻即攻，可补便补。情志因素是肿瘤的主要原因之一，陈实功主张疾病治疗中的情志调摄，患者应安定心神，寂忘诸念，毋使仓皇，才能保得神气不致变乱，如认为乳岩患者应"清心静养，无挂无碍"。陈实功重视饮食调补，认为饮食是人体所赖以生养的根本，必要适其时而食之，提出"饮食何须戒口，冷腻硬物休食"，以所喜之物与之，可接补胃气，应避免各种腌腊熏制、生冷、海腥发物、粱厚味之物，诚如秦伯未在《内科纲要》中所言："补脾养胃，不专在药，而在饮食之得宜……诚以饮食之补，远胜于药耳。"除此之外，陈实功提出要注意居住环境，保持房内洁净，防止苍蝇蜈蚣等侵入，注重生活调摄，避免过早劳役、过早入房等。从而使得护理与治疗奉行相同的原则，达到好的治疗效果，避免不良预后。

（一）瘿瘤

瘤者，留滞不去之义，凡瘀血、痰滞、浊气停留于体表组织所形成的肿物即称为瘤，相当于现代部分体表良性肿瘤。陈实功在《外科正宗·卷二·瘿瘤论第二十三》指出五瘤（筋瘤、血瘤、肉瘤、气瘤、骨瘤）和五瘿（筋瘿、血瘿、肉瘿、气瘿、石瘿）的不同临床表现和症状特点，以及五瘤的治法和方药，同时列举了粉瘤、黑砂瘤、发瘤、蛔虫瘤等病名、好发部位、症状特点以及治疗方法。但没有论及五瘿的治疗。

1. 临床表现

瘤是生于体表，不痛不痒，推之可动，生长缓慢，一般没有自觉症状，长期不易消散的局限性肿块。陈实功根据瘤所在的组织（皮、脉、肉、筋、骨）配合五脏，分为筋瘤、血瘤、肉瘤、气瘤、骨瘤五种。除此以外还有不能归属于五脏的肿瘤，多因其临床特征而命名，如粉瘤、黑砂瘤、发瘤等。

筋瘤：坚而色紫，累累青筋盘曲，甚者结若蚯蚓。

血瘤：微紫微红，软硬间杂，皮肤隐隐，缠若红丝，擦破血流，禁之不住。

肉瘤：软若棉，硬似馒，皮色不变，不紧不宽，终年只似覆碗然。

气瘤：软而不坚，皮色如故，或消或长，无热无寒。

骨瘤：形色紫黑，坚硬如石，疙瘩高起，推之不移，昂昂坚贴于骨。

粉瘤：又称脂瘤，红粉色，多生耳项前后，亦有生于下体者。用针刺，出脂粉白浆。

黑砂瘤：多生臀腿，肿突大小不一，以手摄起，内有黑色。用针刺，内出黑砂有声，软硬不一。

发瘤：多生耳后发下寸许，软小高突，按之不痛，用针刺出脂粉、头发。

2. 病因病机

陈实功循薛立斋辨证之法，认为瘿瘤的发生与脏腑乖变相关，不同脏腑的功能失常导致瘀血、浊气、痰滞停留于体表，发生类型不同的瘿瘤。此外，陈实功还记录了粉瘤、黑砂瘤、发瘤等异症，其病因病机亦不外乎五脏湿热邪火、浊气瘀血所感而成。

陈实功认为，瘿瘤是由瘀血、浊气、痰滞而成，其瘿为阳，瘤为阴。"夫人生瘿瘤之症，非阴阳正气结肿，乃五脏瘀血、浊气、痰滞而成。瘿者阳也，色红而高突，或蒂小而下垂；瘤者阴也，色白而漫肿，亦无痒痛，人所不觉。"

五瘤之特征与五脏相关。

薛立斋分别其详。肝统筋，怒动肝火，血燥筋挛曰筋瘤。心主血，暴急太甚，火旺逼血沸腾，复被外邪所搏而肿曰血瘤。脾主肌肉，郁结伤脾，肌肉消薄，土气不行，逆于肉里而为肿曰肉瘤。肺主气，劳伤元气，腠理

不密，外寒搏而为肿曰气瘤。肾主骨，恣欲伤肾，肾火郁遏，骨无荣养而为肿曰骨瘤。（《外科正宗·卷二·瘿瘤论第二十三》）

五瘿之特征与其性状相关。"又观立斋云：筋骨呈露曰筋瘿，赤脉交结曰血瘿，皮色不变曰肉瘿，随忧喜消长曰气瘿，坚硬不可移曰石瘿，此瘿之五名也。"

3. 治则治法

瘿瘤治疗应内外合治，扶正祛邪。五瘤之治疗应调节五脏，而立五法。《外科正宗·卷二·瘿瘤论第二十三》指出："予曰：筋瘤者，坚而色紫，垒垒青筋，盘曲甚者，结若蚯蚓；治当清肝解郁，养血舒筋，清肝芦荟丸是也。血瘤者，微紫微红，软硬间杂，皮肤隐隐，缠若红丝，擦破血流，禁之不住；治当养血凉血，抑火滋阴，安敛心神，调和血脉，芩连二母丸是也。肉瘤者，软若棉，硬似馒，皮色不变，不紧不宽，终年只似复肝然；治当理脾宽中，疏通戊土，开郁行痰，调理饮食，加味归脾丸是也。气瘤者，软而不坚，皮色如故，或消或长，无热无寒；治当清肺气，调经脉，理劳伤，和荣卫，通气散坚丸是也。骨瘤者，形色紫黑，坚硬如石，疙瘩高起，推之不移，昂昂坚贴于骨；治当补肾气，养血行瘀，散肿破坚，利窍调元，肾气丸是也。此瘤之五名，治瘤之五法，惟在此也。"

特殊瘿瘤，需特殊治疗。"通治瘿瘤初起，元气实者，海藻玉壶汤、六军丸；久而元气虚者，琥珀黑龙丹、十全流气饮，选服此药，自然缩小消磨；切不可轻用针刀，掘破出血不止，多致立危；久则脓血崩溃，渗漏不已，终致伤人。又一种粉瘤，红粉色，多生耳项前后，亦有生于下体者，全是痰气凝结而成；宜披针破去脂粉，以三品一条枪插入，数次以净内膜自愈。又一种黑砂瘤，多生臀腿，肿突大小不一，以手摄起，内有黑色是也；亦用针刺，内出黑砂有声，软硬不一。又一种发瘤，多生耳后发下寸许，软小高突，按之不痛，亦针之，粉发齐出。又一种蛔虫瘤，生于胁下；

又一种疽瘤，连生肩膊，详在后治验中。予观古又有虮瘤矣，但其形状之异，皆五脏湿热、邪火、浊气、瘀血各感而成，此非正病也。以上数瘤，皆亲手治验非谬也。"

因此，瘿瘤的治疗，内治多数以内消为主，以行气散结、破瘀消肿、化痰软坚为法，方以海藻玉壶汤为代表。另外若有流脓不止、出血不常、脾弱不能收敛等虚像，后期佐以补肾气助脾胃之药。治筋瘤当清肝解郁，养血舒筋，用清肝芦荟丸；治血瘤当养血凉血，抑火滋阴，安敛心神，调和血脉，药用芩连二母丸；治肉瘤当理脾宽中，疏通戊土，开郁行痰，调理饮食，药用顺气归脾丸；治气瘤当清肺气，调经脉，理劳伤，和荣卫，药用通气散坚丸；治骨瘤当补肾气养血，行瘀散肿，破坚利窍，药用调元肾气丸。

外治不可轻用刀针掘破，否则容易出血不止。外治治瘤初起成形未破及根蒂小而不散之瘤，一般先灸瘤顶三柱，用枯瘤方以黄柏水调敷盖瘤上，瘤自然枯落，甘草汤淋洗患处，随后用秘传敛瘤膏蘸涂于患处，以生肌收口。

4. 病案举例

（1）一男子臀瘤五年，形如复瓢，按之隐隐黑色，此黑粉瘤也。以针破之，按出黑砂兼黑粉共约碗许，用三品一条枪插入患内，十余日，每次捵出黑膜，其瘤渐消。内服十全大补汤健脾胃，养气血，月余而敛。

按语： 黑粉瘤是由五脏湿热、邪火、浊气、瘀血互结而成，治疗的关键在于外治祛邪，内治扶正。因此，先用针刺放出黑砂、黑粉、黑膜等毒邪恶血，加以腐蚀药消瘤，后用补益药调理脾胃，共奏其效。

（2）一义乌兵士，肩膊上连生小瘤五枚，三月余，渐发痒异状，以手扪之，内则歙歙攻动如虾。余谓此必有异虫，以针破其一枚，先出红水一匙，少顷攻出黑嘴粉红虫一条，形如蛆样，长六七分，又破一枚亦然。其人渐觉昏晕，此泄气之过也。余瘤停针，服补中益气汤数剂，用膏盖已针者，又五、六日，患者方健，渐次破之，仍以补药十余服而愈。

（3）一妇人并一女子，耳后发际下一寸，各生一瘤，半年余，渐渐而大，用针破之，先出脂粉，后出头发数根，长约二尺余，齐根剪断，出血少许，俱用插药，数日化出内膜而愈。从此观之，知有发瘤也。

（4）一妇人腰间生一肉瘤，三年余方渐微痛，一日溃后出小蛔三条，长约五寸，置温汤中游动半时方息。时病者形体衰弱，面黄肌瘦，朝以八味丸，午用人参养荣汤，服至百日外，元气渐醒。又百日，其口方收。予意度之，其蛔乃经络气血所化。

按语： 瘤多奇症怪症，如上三则医案所记载的虫瘤、发瘤等症，邪毒、虫毒凝聚所成，日久必耗伤气血，致疮瘤难消，但是若能辨证清晰，内治、外治配合应用，便可得效。陈实功强调先用外治去除虫毒，再行补益扶助气血。

（5）一妇人气冲穴生瘤，红紫坚硬，乃血瘤也。心肝二脉俱已洪数，此心气郁结，肝气受伤之故，辞以不治。后请京师一医治之，头已穿溃，虽强投补托、化坚、凉血等剂，日溃日烂，终至不应。破经两月，一日涌出紫血盆许而亡。人问其故，余曰：心脉洪数，心火旺也；肝脉弦数，肝气伤也；火旺逼血妄行，肝气伤不能藏血，后破之必出血不止，多致危亡，余所以预辞不治者也。

按语： 此则医案是失败的案例，此血瘤病情危重，血瘤宜破，破溃后易出现大出血，导致气随血脱，阴阳离绝。陈实功已经预见到了会有这种情况的发生，没有能力治疗，即辞不治。

（二）岩

岩是发生于体表的恶性肿瘤的统称，即与"癌"同义。岩多发于中老年人，局部肿块坚硬，高低不平，推之不移，溃烂后如翻花石榴，色紫恶臭，疼痛剧烈，不易治愈，多危及生命。陈实功在书中描述了乳岩、失荣、茧唇三种恶性肿瘤的病因病机与症状，并立治则治法。

1. 临床表现

（1）乳岩　对乳岩的论述："初如豆大，渐若棋子半年一年，二载三载，不疼不痒，渐渐而大，始生疼痛，痛则无解，日后肿如堆栗，或如覆碗，紫色气秽，渐渐溃烂，深者如岩穴，凸者若泛莲，疼痛连心，出血则臭，其时五脏俱衰，四大不救，名曰乳岩。凡犯此者，百人百必死。"可见陈实功对乳房部的恶性肿瘤的认识已相当深入，对预后不良也有较正确的估计。同时还十分强调早期发现，早期治疗的重要性，指出"如此症知觉若早，服药调理尚可苟延岁月"。

陈实功列乳岩为"不治之症"，在医案中列举的四则结局均为"不治"或"死"。他描述的"乳岩"病名与现代女性乳腺癌与颇为相似。在《外科正宗·卷三·乳痈乳岩论第二十六》中指出："初如豆大，渐若棋子；半年一年，二载三载，不痛不痒，渐渐而大，始生疼痛，痛则无解，日后肿如堆栗，或如复碗，紫色气秽，渐渐溃烂，深者如岩穴，凸者若泛莲，疼痛连心，出血则臭，其时五脏俱衰，四大不救，名曰乳岩。"从以上记载可以看出，陈实功当时对乳腺肿瘤的观察和认识已相当深入。由于乳癌的肿块高低不平，坚硬如石，深者如岩穴，凸者若泛莲，故名曰乳岩。

他还把预后较差的另一乳岩进行了描述："初起，一乳通肿，木痛不红，寒热心烦，呕吐不食；已成脓，不热不红，坚硬如石，口干不眠，胸痞食少；已溃，无脓，正头腐烂，肿势愈高，流血者死；溃后，肉色紫黑，痛苦连心，郁气日深，形体日削"。从以上描述可知陈实功通过观察此病发展过程中的临床表现，发现此疾病初起即与一般的乳岩有异。现代医学的病理学研究也表明，乳腺恶性肿瘤有二大类，起源于乳腺上皮组织的恶性肿瘤被称为乳腺癌；起源于乳腺非上皮组织的恶性肿瘤，是乳腺肉瘤。陈实功在乳岩命名中提出的及"乳痈治验"所载医案中所论述乳岩的临床表现均为肿块初小数载后增大，与现代医学中的乳腺癌相类；而在此描述的另类乳岩增大迅速，致使人无知觉，初起"一乳通肿，木痛不红"，其表现则与乳腺肉瘤相近。

（2）**失荣** 《外科正宗·卷四·失荣症第一百三十四》对失荣如此描述："多生肩之以上，发于颈部或耳前后的一类岩症，初起微肿，皮色不变，日久渐大，坚硬如石，推之不移，按之不动；半载一年，方生阴痛，气血渐衰，形容瘦削，破烂紫斑，渗流血水。或肿泛如莲，秽气熏蒸，昼夜不歇，平生疙瘩，愈久愈大，越溃越坚。这些临床症状极似颈部原发性恶性肿瘤如恶性淋巴瘤和恶性肿瘤颈部淋巴结转移，以及恶性肿瘤晚期患者有恶病质症状。

（3）**茧唇** 陈实功在《外科正宗·卷四·茧唇第六十三》中指出："初结似豆，渐大若蚕茧，突肿坚硬，甚则作痛；饮食妨碍，或破血流久则变为消渴、消中难治之症……日久流血不止，形体瘦弱，虚热痰生，面色黧黑，腮颧红现，口干渴甚者，俱为不治之症也。"其症状与现代医学中唇部恶性肿瘤比较接近，如唇癌、唇部恶性黑色素瘤等。

2. 病因病机

对于肿瘤的病因病机，陈实功认为，肿瘤的发病多与六淫乘虚侵入，七情刺激，饮食不节，劳伤房欲，正气不足等因素有关。在这些致病因素作用下，机体阴阳失调，脏腑功能障碍，导致经络阻塞，气滞血瘀，痰凝邪毒相互胶结而造成肿瘤的发生。

（1）**乳岩** 陈实功将"忧郁伤肝，思虑伤脾，积想在心，所愿不得志"作为乳腺癌的主要病因，最终导致"经络痞涩，聚结成核，发为乳岩"。由于长久的忧郁影响肝的疏泄功能，从而导致肝气郁结，经络阻滞，遂使乳房出现结核和肿块。他认为乳岩病机主要为肝虚血燥，肾虚精怯。并认为本病预后差，"凡犯此者，百人百必死"，对于无丈夫的中年女性尤其易患本病，且预后更差，"如中年以后，无夫之妇，得此死更尤速，故曰夫乃妇之天也"。

陈实功提出乳房部的恶性肿块除女性外，还有男性乳腺癌，称其为"男子乳节"，他通过对患者的死亡病例的如实记载，阐述来说明此类疾病的特点"左乳结肿，半年痛甚作腐，肝脉弦数"，因误治而出现"食少便秘，发热作渴"最终月余死。他认为，男性乳腺癌的病因病机与女性不同，主要是情志过激与房劳过度导致肝肾两虚，气血郁结所成。"又男子乳节与妇人微异，女损肝胃，男损肝肾，盖怒火房欲过度，以此肝虚血燥，肾虚精怯，血脉不得上行，肝经无以荣养，遂结肿痛。"指出房欲劳伤在男性乳癌发病中的重要性。

（2）**失荣**　陈实功提出，"失荣者……其患多生肩之以上，初起微肿，皮色不变，日久渐大，坚硬如石，推之不移，按之不动；半载一年，方生阴痛，气血渐衰，形容瘦削，破烂紫斑，渗流血水。或肿泛如莲，秽气熏蒸，昼夜不歇，平生疙瘩，愈久愈大，越溃越坚，犯此俱为不治。"

他认为，失荣是由情志内伤所致，"失荣者，先得后失，始富终贫，亦有虽居富贵，其心或因六欲不遂，损伤中气，郁火相凝，隧痰失道停结而成"。多因忧思郁怒，情志内伤，肝气郁结，痰瘀凝结少阳、阳明经所致。溃后破烂流血，外耗于卫，内夺于荣，气血耗损，终成败症。

（3）**茧唇**　脾气开于口，唇为脾之外候，其荣在唇，本病的发生与脾经有密切的关系。心思太过，忧虑过深，致心火内炽，移热于脾而发病；或因过食煎炒炙煿，醇酒厚味，脾胃受伤，积热移脾，火盛生痰，痰随火行，留注于唇；或因日久肾水亏损，相火上炎，火毒蕴结于唇而致。陈实功强调，茧唇的产生与过食炙煎炒的肥甘厚味等有关。"茧唇乃阳明胃经症也。因食煎炒，过餐炙爆，又兼思虑暴急，痰随火行，留注于唇。""茧唇膏粱所酿，暴怒所结，遂成斯疾。"还强调："膏粱者，醇酒肥鲜炙之物也。

时人多以火炭烘熏，或以油酥煮，其味香燥甘甜，其性咸酸辛辣，又至于涂藏厚料，顿煮重汤，以取其爽口快心，不顾其消阴灼脏。"过食肥甘厚味，经常食用过度烹调的蛋白质脂肪类食物以及营养失调可诱发肿瘤。这与现代医学的营养与肿瘤发生有关的观点颇相似。

3. 治则治法

（1）乳岩　肿瘤邪毒易消耗人体正气，致脾胃运化功能失常。食欲不振，形休消瘦是肿瘤患者的常见症状，因而健脾益气，调理脾胃功能是常用的治法。只有胃纳旺盛，中土健运使生化之源不竭，气血充沛，才能耐受肿瘤邪毒的伤害，同时也有利于应用祛邪药物攻伐病邪。所以在肿瘤治疗中，保护患者的脾胃功能具有十分重要的意义。

治疗乳岩，陈实功提倡疏肝健脾、益气养血，同时倡导心理疗法，"忧郁伤肝，思虑伤脾，结肿坚硬微痛者，宜疏肝行气"，主张用益气养荣汤结合清心静养调理。该方用十全大补汤去肉桂加姜、枣益脾胃，补元气，养营血佐以香附、陈皮、贝母、桔梗疏肝理气，化痰散结。提出倡医者要在药物治疗的同时，做耐心细致的思想工作。说服、解释，使患者抛弃思想包包袱，坚定其治疗信心。思想的轻松、愉快可与药物治疗相得益彰。

如若早期发现早期治疗，施以补益之法，尚可延长生命，"如此症知觉若早，只可清肝解郁汤或益气养荣汤，患者再加清心静养、无挂无碍，服药调理只可苟延岁月"。对于初期有核者，可施以外治法使其消，"惟初生核时，急用艾灸核顶，待次日起泡挑破，用披针针入四分，用冰蛳散条插入核内，糊纸封盖；至十三日，其核自落，用玉红膏生肌敛口，再当保养不发"。即灸治乳岩是以艾灸核顶，起泡后以冰蛳散插入核内。冰蛳散为晒干螺肉切片，垠熟，白砒为细末，加硇砂、冰片再碾，小罐密收。应用时对乳岩初起时先用艾灸核上，灸疮起泡后以小针挑破，将冰蛳散条插入核内，用绵纸以厚糊封贴核上，13日其核自落，换搽玉红膏生肌收口。

（2）**失荣**　对于失荣症，陈实功根据自己的临床实践，首创和荣散坚丸内服和外用飞龙阿魏化坚膏的治法，疗效甚佳。

（3）**茧唇**　陈实功将茧唇分为"初起"、"已成"、"日久"三个阶段进行治疗，内外结合，外治祛邪治标，内治扶正治本。并提出，如若病情延误日久，则变为不治之症。"初起及已成无内症者，用麻子大艾炷灸三壮，贴蟾酥饼膏盖，日久渐消。内症作渴者，早服加减八味丸，午服清凉甘露饮，以滋化源。日久流血不止，形体瘦弱，虚热痰生，面色黧黑，腮颧红现，口干渴甚者，俱为不治之症也。"

4.病案举例

（1）一男子年过五旬，因妻丧子不成立，忧郁伤肝，左乳结肿，半年痛甚作腐，肝脉弦数。先以小柴胡汤加青皮、山栀、远志、贝母数服，而肝脉稍平。又用八珍汤仍加前药十余服，其肿渐腐为脓。更服益气养荣汤，庶保收敛。彼为内医所惑，谓郁怒伤肝，肝经有火，不必用补，更服降火、流气、宽中等剂，致食少便秘，发热作渴。复请予治，肝脉复弦，口干作渴，邪火内淫，饮食减少，脾土受伤。便秘发热，阴血竭而为燥为热。已上俱内损症也，辞不治。后月余果死。

按语：陈实功认为乳岩的病因病机与忧思、郁怒情志内伤有关，忧郁伤肝，思虑过多而伤脾，积思在心，所愿不得者，致经络痞涩凝结成核。年过五旬，乃属肝肾不足之年，肝肾不足，冲任失调，冲任之脉系于肝肾，肝肾不足无以充养冲任，可致通盛失常。冲任之脉起于气街循经上行乳房，肝肾不足、气血不畅而致气血凝滞，阻于乳中而生成本病。左乳结肿痛甚作腐是由于气郁痰浊结聚或气滞血瘀，积久化热成毒以致蕴结，结坚成核，溃后渗出臭秽血水，其痛甚难忍。陈实功对乳岩的病因、病机的认识与现代中医理论上是一致的。他在治疗这一例男性乳岩中尽管采用"降火、疏气、宽中、补气、养荣"等法，均未能奏效，他终于发现了乳岩的凶险和难治，故提出辞不治。

（2）一妇人左乳结核，三年方觉肿痛，诊之脉紧数而有力，此阳有余而阴不足也。况结肿如石，皮肉紫色不泽，乃真乳岩症也，辞不治。又一妇左乳结肿，或小或大，或软或硬，俱不为痛，已半年余，肿如复碗，坚硬木痛，近乳头累累遍生疙瘩，时痛时痒，诊之脉弦而数，肿皮惨黑不泽，此气血已死，亦辞不治。又一妇已溃肿如泛莲，流血不禁，亦辞之，后果俱死。

按语：这些都是乳癌的失败案例，在当时的医疗水平下陈实功没有能力救治，但是对失败案例的详细描述有利于后人对乳癌的认识。同时证实了用补益法治疗肿瘤的有效作用。

三、乳痈

陈实功在《外科正宗·卷三·乳痈乳岩论第二十六》中对乳腺疾病的有关病名、诊断和辨证进行了详细的论述，先列病因病机，后列治法和方药，对于现代的乳腺疾病的治疗仍有重要的指导意义。

陈实功根据乳腺疾病出现的症状、体征为主予以命名。文中详尽论述了5种乳腺疾病，分别是外吹乳痈、内吹乳痈、乳痨、男子乳节、乳岩，根据其详尽描述的临床特点相当于现代医学分类的疾病分别是：哺乳期乳腺炎、怀孕期乳腺炎、乳房部结核以及男性乳腺癌与女性乳腺癌等。五种疾病均出现由肿块至溃破的表现，故归在"乳痈论"篇，其中乳岩与男性乳节已在肿瘤篇中作了详细论述。乳疽有病名和用药而无具体论述，另有二种乳腺疾病为产后乳少和产后回乳。

乳痈是发生在乳房部的最常见的急性化脓性疾病，多见于哺乳期妇女。乳房属阳明胃经，乳头属厥阴肝经，故多因胃汁浊而壅滞为脓或忧郁伤肝，肝气壅滞而为肿。男子亦有此病。

1. 临床表现

从原文中可以看出，陈实功对乳房部良性病变进行了分类与鉴别。他指出哺乳期乳腺炎、怀孕期乳腺炎、乳房部结核均属于乳腺良性病变。哺乳期乳腺炎、怀孕期乳腺炎的区别文中有论："有孕胎热为内吹，有儿吃乳名外吹。"陈实功从病因学角度进行分类，提出了"内吹"和"外吹"两病名，直至现今中医仍称此两种乳腺炎为内吹乳痈和外吹乳痈。除此以外，文中又进一步作出说明："怀孕之妇乳疾曰内吹。"从乳腺炎所患的不同人群特点进行分类和总结，归纳出此类疾病的流行病学特征。

文中论述最多的是外吹乳痈，分初起、成脓、已溃、溃后四期进行辨证，并详细描述了四期顺症中的临床表现。乳痈初起"红赤肿痛，身微寒热，无头眩，无口干，微痛"；成脓"焮肿发热，疼痛有时"；已溃"脓黄而稠，肿消疼痛渐止"；溃后"脓水自止，肿痛自消，新肉易生"。所述与现今哺乳期乳腺炎病情发展过程所见完全一致。

陈实功在"乳痈治验"中阐述另一乳腺炎性病变，认为其病因为"久郁成痨"，临床表现为："似痛非痛，咳嗽生痰，身热潮热，脉微数有力。"此发于乳房部之"痨"与其他痨病临床表现相类，而与一般乳腺炎有异，故陈实功单列一项，并命之为"乳痨"，此病与现代医学之乳房部结核相当。

陈实功在"痈疽图形"中指出乳腺炎有乳痈与乳疽之别："乳痈，红肿发热者是也；乳疽，坚硬腐烂者是也。"在"痈疽诸症疮名十律"中归其为"高肿为痈，坚硬疽"。从他对乳疽的简单描述，其临床表现与现代浆细胞性乳腺炎的肿块期和破溃期表现相同，只可惜在"乳痈论"中，除提出一方治疗未成脓乳疽外，余无详述。

2. 病因病机

陈实功认为乳腺疾病的病因主要是情志内伤、饮食不节、房欲劳伤三大因素，其中情志内伤最为重要。他在《外科正宗·卷三·乳痈乳岩论第二十六》开篇就提出："夫乳病者，乳房阳明胃经所司，乳头厥阴肝经所属。"可知乳房疾病与肝和胃密切相关。情志内伤一直被认为在乳房疾病的发病及发展上有重要临床意义。

不同类型乳腺疾病在病因学上也有差异。关于外吹乳痈的病因，陈实功提出以"忧郁伤肝，肝气滞而结肿或厚味饮食，暴怒肝火妄动结肿"为多，列举的医案也是"因怒"或"暴怒"所致。现代临床所见，确有部分产妇患有产后抑郁症，增加了"忧、怒"的概率。乳痨病因为"忧思过度，久郁成痨"，此与一般的痨病病因相同。中医认为，七情太过或不及，能引起体内气血运行失常及脏腑功能失调，导致疾病的产生。陈实功将忧郁伤肝、思虑伤脾、欲火过度、忧思过度作为乳房疾病的主要病因病机，这与中医学的脏腑病机理论相符合，而且对辨证治疗有一定的指导意义。

陈实功认为，与饮食不节最为相关的乳房部疾病是外吹乳痈，"乳子之母，不能调养，胃汁浊而壅滞为脓"或为"厚味饮食"加"暴怒肝火妄动"。乳房为阳明经所司，脾气散津，上行阳明乳房为乳，如过食肥甘厚味，乳汁过多或过于稠厚，排出欠畅容易导致乳汁郁结发为乳腺炎。现今产妇肥甘厚味常见，饮食不节更易发生，因此外吹乳痈审证求因中饮食不节应当作为重要的医嘱告知患者。陈实功认为与房劳过度相关性较大的是男子乳岩。

除以上三大病因外，陈实功还论述了乳房其他疾病相对应的病因。内吹乳痈为"胎气旺而上冲，阳明乳房作肿"；"产妇无儿吃乳"致乳汁肿胀；"乳母元气虚弱，乳汁微少，或生儿日久"致乳少等。此类疾病在临床亦常有所见。

3. 治则治法

陈实功治疗乳房疾病根据辨病先分阶段再辨证治疗，强调内治与外治相结合，总结了许多著名的方剂及独特的外治法。《外科正宗·卷三·乳痈乳岩论第二十六》篇中，陈实功共列出 21 方，其中内服方 19 首，外治有 6 法，在治疗外科疾病中十分重视调理气血与脾胃的内治法。

（1）初期治疗重调气血、和脏腑　对于乳房疾病的早期治疗，陈实功最重调理气血与调和脏腑功能，并根据病位不同，提出了不同的治法。病在表者取散法，方用牛蒡子汤加减，如兼夹虚证出现寒热交作，可用人参败毒散。病在腑中胃膈不利，用清法，方选石膏散加减，内吹乳痈早期治疗即以清法为主。病中肝脾之脏，取行气法，应用橘叶散加减等。

（2）后期治疗理脾胃、益气血　陈实功在"痈疽治法"中提出："凡疮溃脓之后，五脏亏损，气血大虚。外形虽似有余，而内脏真实不足，法当纯补。"补益时最重益气血，陈实功认为："气血者，人之所原禀。"而脾胃是人体气血资生之源，"脾胃者，脾为仓廪之官，胃为水谷之海。"胃主司纳，脾主消导，一表一里，一纳一消，运行不息，生化无穷，至于周身气血、遍体脉络、四肢百骸、五脏六腑，皆借此以生养，"脾胃盛，气血亦壮，脾胃弱，气血亦衰，所以命赖以活，病赖以安"。

陈实功提出"盖疮全赖脾土，调理必要端详"。不同乳腺疾病调理脾土也有区别。外吹乳痈已溃，脾胃虚弱者，治以补托。"溃后而不敛，脓水清稀，肿痛不消，疼痛不止"，治则为大补气血。内吹乳痈，"迁延日久，出脓，乳汁从乳窍流出，其口难完"，治疗上要"纯用补托生肌，其口易完"。选方均为益气养荣汤或十全大补汤。乳痨邪火去除后以清肝补益气血并用，方选八珍汤或益气养荣汤加减调治。陈实功特别重视扶正和解郁，扶正制定了益气养荣汤方，解郁制定了清肝解郁汤。由上可知，陈实功对乳房疾病后期调治，均以十全大补汤、八珍汤、益气养荣汤加减调治为主，补益气血，促伤口愈合。

（3）内治与外治相结合　陈实功除了重视内治以外，还十分重视外治法，主张内外治法并用，二者不可偏废。他在乳腺疾病的治疗中共提出了6种外治方法，主要有以下四大类。

①灸熨疗法　灸治乳岩是以艾灸核顶，起泡后以冰蛳散插入核内。乳岩初起时先用艾灸核上，灸疮起泡后用小针挑破，将冰蛳散条插入核内，用绵纸糊封贴核上，13日核落，换搽玉红膏生肌收口。此疗法现在临床上已不大应用，但类似的现代电疗法在晚期乳腺癌治疗上也不失为一种有效方法。

②温阳散寒、活血行瘀外治法　治气恼劳伤或寒热不调所致的乳内肿痛，将碗覆盖于肿乳上，碗内放水湿粗纸和灯草等防过热伤乳，以大圆艾炷放碗底上施灸，灸至痛止。此为陈实功温阳散寒、活血行瘀外治法在乳房肿块中的应用，与现代中药熏蒸疗法有异曲同工之妙。

③木香饼熨法　治一切气滞结肿用木香饼熨法，把木香粉和地黄和匀，作饼放置肿块上，用热熨斗熨。热熨疗法，是中医外治疗法之一，目前报道的熨法多样，有透骨草熨主治腰椎骨质增生、椎间盘突出所致的疼痛。大青盐熨主治感受风寒所致的头痛、腹痛、腰痛、四肢关节疼痛等。

④膏药法　治疗乳痨后期，脾胃运化功能好转，饮食渐进，再用阿魏化痞膏外治半年后肿块可消。阿魏化痞膏有机结合了透皮疗法和经络疗法，外贴病灶，内治肿块，很符合现代安全、有效的治疗方向。现代对阿魏化痞膏进行改良后专门用于治疗癌性疼痛，取得了较好的疗效，正在临床推广及应用。

⑤绑缚疗法　因产妇无儿吃乳，导致乳房坚硬疼痛肿胀，陈实功除以回乳四物汤消乳散结外，又提出一绑缚回乳法，即用"脚布束紧两乳，以手按揉其肿，自然消散"。现今进行回乳治疗时，也采取了皮硝袋紧束乳房的治疗，除皮硝起回乳作用外，束紧乳房也对回乳有效。治疗乳漏疾病，脓腐脱尽后采取的绑带绑缚疗法，除能促进溃口愈合外，还能回乳，防止

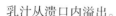

乳汁从溃口内溢出。

⑥**切开排脓法** 陈实功素以"悉诸刀圭之法"而著称，切开排脓不但能发泄毒气，更能排脓引流，使邪去正安。在"乳痈论"中，陈实功只提及"脓成胀痛急开"六字，指出乳痈脓成必须切开排脓，不可迁延时日，防邪毒内攻之虞。在《外科正宗·卷一·痈疽治法总论二》对如何辨脓，如何用针，均有详细的论述。

4. 病案举例

（1）一妇人因怒左乳肿痛，寒热交作。服人参败毒散一剂，表证已退。又用牛蒡子汤二服，肿消渐安。

按语：此医案说明乳痈早期，并在表，兼有虚症，出现寒热交作，先用人参败毒散扶正解表，再用牛蒡子汤消散表毒。

（2）一妇人忧思过度，久郁成痨，左乳结核如桃半年，似痛非痛，咳嗽生痰，身发潮热。诊之脉微数而无力，此真气虽弱而邪火尚未有余，如用药合理，尚堪调治。先用逍遥散加香附、贝母，十余服而咳嗽渐止，寒热间作。又以八珍汤加香附、牡丹皮、柴胡、远志十余服，身热去其八九；又服益气养荣汤加青皮、木香两月余，胸膈得利，嗳气得舒，饮食渐进，肌肤渐泽，外肿以阿魏化痞膏贴之，半年余而消。

按语：此医案为乳痨，因情志郁结，久病体虚致病，真气弱而邪火存。因此，先用逍遥散加香附、贝母疏肝理气解郁，散其火，再用八珍汤、益气养荣汤补益气血，补其虚，配合阿魏化痞膏外治消其肿。

（3）一妇人右乳疼痛，肿如覆碗，诊之脉数有力，此有余症，欲作脓也。以托里消毒散，数服而胀痛，即针之出脓碗许，又以十全大补汤加香附十余服而安。

按语：此医案为乳痈急性期实证，脓成胀痛。陈实功强调"脓成胀痛急开"，指出乳痈脓成必须切开排脓，不可迁延时日。脓毒排除后，再行补法，给予十全大补汤补益气血。

（4）一妇人暴怒，左乳结肿疼痛，自服仙方活命饮，二服疼痛稍止，结肿不消，仍服清凉败毒之剂，肿痛反作，形体日弱。诊之脉浮数而无力，此真气虚而邪气实也，非补不可，以益气养荣汤四五服，其肿始高，寒热亦退。又十余服而脓溃，兼服十全大补汤，两月而瘥。此非纯补之功，其疾岂能得愈。

按语：此则医案再次强调了调理脾胃、补益气血的重要性。

四、肛肠疾病

在肛肠疾患的病因学方面，陈实功继承了前人学说，作了较为系统的论述。他认为，肛肠疾患多与饮食不节、情志内伤、房室过度有关。由于这些原因导致脾胃受损，脏腑不和，经络凝滞，最终形成肛肠之疾。陈实功认为早期肛肠疾病的病因病机跟人体其他部位的肿疡相比，有其特殊性。①湿热为首要致病因素。陈实功在论述痔疮、脏毒、臀痈、肠痈等病的病因病机时均将湿热作为首要致病因素。临床上肛肠病的发作多因饮食膏粱厚味、醇酒、辛热刺激之品引起；此外患肛肠病的多为体型肥胖者，而祖国传统医学认为"胖人多湿"。火毒之邪是外科疾病尤其是疮疡最常见的原因，肛肠疾病中火毒之邪往往与湿邪协同发病，临床表现多为红、肿、热、痛、脓5个证候。②此外风邪亦是肛肠病的重要致病因素。因风为阳邪，善行而数变，发病迅速，多为阳证，故临床上肛周脓肿往往表现为发病急骤、局部明显的红肿热痛、感染易扩散等特点。

陈实功对肛肠疾患病因与病机的论述，继承和发展了前人的学说，使肛肠疾患的病因学理论更加完善。在现今中医外科学教科书和大多数痔瘘（或肛肠病）专著中，在论及有关肛肠疾患的病因病机时，也多宗陈实功之说。

（一）痔疮

痔是直肠末端黏膜下和肛管皮下的静脉丛发生扩大、曲张所形成的柔软静脉团。关于痔疮的成因，早在《内经》中已有论述："因而饱食、筋脉横街，肠澼为痔。"陈实功在《外科正宗》中更是明确区分了内痔和外痔的不同："此患不论老幼男妇皆然，盖有生于肛门之内，又突于肛外之傍。"痔疮以便血、脱出、肿痛为临床特点，男女老幼皆可发病，发病率极高。

1. 临床表现

陈实功在《外科正宗·卷三·痔疮论第三十》中指出："（痔）大者如莲花、蜂窠、翻花、鸡冠、菱角、珊瑚等状；小者如樱株、鼠尾、牛奶、鸡心、核桃、蛆肉之。"较详细地描述了痔核的各种形态。

又有："（痔）初起，形如牛奶，不肿不红，无锨无痛，行走不觉者轻。已成肿痛，有时遇劳而发，或软或硬，头出黄水者轻。久如鸡冠、蜂窠、莲花、翻花等状，流脓血出血不止者重。"论述了痔疮初起时，病患可能无主观不适感；在病情加重或遇劳而发时，会伴有肿痛、出血的状况。

此外，还有"故积毒深者其形异而顽恶……久则崩溃成漏……甚者粪从孔出血从窍流""久漏窍通臀腿，脓水淋漓……粪从孔出者逆"。认为痔疮失治可以转化成瘘。并认为痔疮初起时，行走不觉者、头出黄水者轻；久痔伴有流脓血及久痔成瘘，粪从孔出者为逆，预后不良。

由此可见，痔表现为肛门处可见形状各异的静脉团，可见便血、大便作痛，肛门下坠等症状。日久不愈可发展成为痔漏。

2. 病因病机

陈实功提出"夫痔者，乃素积湿热，过食炙爆，或因久坐而血脉不行，又因七情而过伤生冷，以及担轻负重，竭力远行，气血纵横，经络交错；又或酒色过度，肠胃受伤，以致浊气瘀血流注肛门，俱能发痔"的论述。说明痔疮的发生与饮食失节，负重远行，情志失调及房室不节密切相关。

以上这些原因会导致气血运行不畅，经络阻滞，血脉瘀阻，下注于肛门而发为痔。陈实功认为痔的发生以瘀为本，气血瘀结成毒而发于肛门是其基本病机，瘀毒在痔疮的发生中起着关键作用。陈实功对痔疮病因病机的认识体现了其"诸疮原因气血凝结而成"的学术思想。

因此，痔疮多因脏腑本虚素有积热，兼因饮食不节，过食炙爆，久坐久立，负重远行，或长期便秘，或酒色过度，导致血行不畅，而血液淤积，热与血相搏，则浊气瘀血流注于肛门而成。

3.治则治法

对于痔疮的治疗，《外科正宗·卷三·痔疮论第三十》认为："久则崩溃成漏，新则坠肿刺疼，甚者粪从孔出，血从窍流，气血日有所伤，形容渐有所削，若不早治，终至伤人。因常治法多用针刀、砒、硇、线坠等法，患者受之苦楚，闻此因循都不医治。予疗此症，药味数品，从火炼，性即纯和，百试百验，此方法由来异矣。凡疗内痔者，先用通利药汤涤脏腑，然后用唤痔散涂入肛门，片时内痔自然泛出，即用葱汤洗净，搽枯痔散，早、午晚每日三次，次次温汤洗净搽药，轻者七日，重者十一日，其痔自然枯黑干硬。停止枯药，其时痔边裂缝流脓，换用起痔汤日洗一次，待痔落之后，换搽生肌散或凤雏膏等药生肌敛口，虚者兼服补药，其口半月自可完矣。外痔者，用消毒散煎洗，随用枯痔散照内痔搽法用之，首尾至终无异，完口百日入房乃吉。又至于穿肠久漏者，此则另有二方，亦具于后，以致深患者服之，又不用针刀、挂线，效如拾芥耳。"

（1）**内治** 对于痔疮，陈实功外症内治，运用消、托、补三法辨证施治。痔疮初起时，以汗、下、清等消法为主，并兼顾托毒化瘀，消托配合；久痔成虚时，以补法、托法为主，以补气血、调脾胃为要。

初起及已成渐渐大而便涩作痛者，宜润燥及滋阴，可选用防风秦艽汤；肛门下坠，大便去血，时或疼痛坚硬者，宜清火渗湿可选用粟壳散；紫色疼痛，大便虚秘兼作痒者，凉血祛风、疏利湿热可选用凉血地黄汤；内痔去血，登厕脱肛而难上收者，当健脾、升举中气可选用补中益气汤；便前便后下血，面色萎黄，心悸耳鸣者，宜养血健脾可选用三黄二地汤。痔疮变为痔漏可选用胡连追毒丸或黄连闭管丸。

（2）外治　　对于痔疮，陈实功采用多种外治方法混合使用治疗。对枯痔疗法进一步改进制成了疗效高的"枯痔散"和"三品一条枪"；并详细记录了药线结扎祛除痔疮的方法等。

先用通利药荡涤脏腑，然后用唤痔散涂入肛门，片时内痔自然泛出，即用葱汤洗净，再上护痔膏（白及、石膏、黄连、冰片、麝香）护在四边好肉上，方搽枯痔散痔枯黑坚硬停药，其时痔边裂缝流脓自落，用起痔汤日洗一次。待痔落之后，换搽生肌散或生肌凤雏膏等药生肌收口。

外治方药还有其他洗药如洗痔枳壳汤，洗痔肿痛方。消肿止痛之掺药如五倍子散，田螺水。

"三品一条枪"即"砒（白砒），矾（明矾）二味，共为细末，小罐内加炭火锻红，青烟已尽，旋起白烟，片时约上下红彻住火，取罐顿地上一宿，取出约有砒、矾净末一两，加前雄黄二钱四分，乳香一钱二分，共研极细，厚糊调稠，搓成如线条阴干。"对于久痔失治成漏，陈实功认为"三品一条枪"可以"治十八种痔漏。凡用药线插入痔孔内，早晚二次初时每次插药三条，四日后每次插药五六条，上至七八日，药力满足，痔变紫黑，方住插药；候痔四边裂缝流脓，至十四日期满痔落，用甘草汤洗净，换搽凤雏膏或玉红膏，俱可生肌收敛……大抵医人能取痔者，皆此方也，不可轻其药而弃之。"

陈实功还记述了药线结扎疗法治疗痔疮，他说："用线一根，患大者二根，双扣系于根蒂，两头留线，日渐紧之，自然紫黑冰冷不热，轻者七日，重者十五日后必枯落，后用珍珠散收口为妙。"这种治疗方法，沿用至今。现今中医肛肠科在治疗内痔、直肠息肉时，也常采用此法，而且疗效颇佳。

4. 病案举例

（1）一男子患痔六年。每遇酒色劳役，痔则发肿，坚硬疼苦，十余日方得稍可。彼欲断其根，以枯痔散敷上至七日外，其痔渐黑裂缝，至十六日痔枯脱落，孔若鸡心，以生肌散逐日用之，内补养血健脾药而愈。

按语：此医案强调痔疮外治法的作用，先用腐蚀药断其根，再予生肌散收敛生肌，配以养血健脾药物补益气血，加快愈合。

（2）一男子患痔，焮肿作痛，大便结燥，脉数有力。以内疏黄连汤二服，便行痛止。又以四物汤加芩、连、枳壳、天花粉，数剂而肿消，更以脏连丸一料而不复发。

按语：此医案为痔疮早期，湿热炽盛之实证，强调应以消导通利为主，并调和气血。先用内疏黄连汤清热解毒，化湿导滞，通利脏腑；再予清利湿热、调气和血之品以消痔肿。

（3）一男子患痔，凡遇劳发肿作痛，外以枳壳汤熏洗，内服防风秦艽汤数服，肿痛俱减，令彼煎汤常洗，每月五六次，内与六味地黄丸加黄柏、知母，服之不发。

按语：此医案之痔疮为阴虚血燥、湿热蕴结所致，治宜滋阴润燥，清利湿热。

（4）一男子好饮多欲，内痔虚坠下血。以四物汤加芩、连，升麻、葛根，数服虚坠乃止。又服当归郁李仁汤二剂，痔肿亦消。更服脏连丸月余，便血亦止，又月余，兼节酒色不发。大抵醉饱入房，经脉横解，精气一泄，脉络必虚，酒食之毒，乘虚流结。或淫极强固精气，以致败精浊血遂传大肠。又或饮食厚味，燥湿流注，俱成斯疾。所受病者，燥气也；为病者，湿气也。初宜泻火和血、润燥疏风；久宜养血滋阴、健脾渗湿，自愈。若不节酒色，不慎起居，不戒口味，破必成漏，久则穿肠串臀，秽从孔出，臭水淋漓，昼夜无禁。凡得此者，虽不伤生，每苦瘀污，可叹息哉！

按语：此医案说明房劳过度，劳欲伤肾在内痔中的作用，陈实功在此强调节劳欲，慎起居，戒口味的重要性。

（5）一男子患痔十余年，头已穿溃，未及通肠，每发疼苦。以三品一条枪插至七日，痔变黑色，疮边渐渐裂缝，至十五日脱落；以凤雏膏搽至半月，敛口而平。

按语：此医案说明痔疮日久易成肛瘘，强调三品一条枪在肛瘘治疗中的重要性。三品一条枪中所用药物皆为腐蚀性药物，意在使痔干枯坏死至脱落，体现了其用重视药蚀，以枯药断其痔的思想。

（6）一男子怯弱，内痔便血，面色萎黄。自服凉药、止血药不应，诊之脾脉虚而无力，此中气不足，不能统血，以补中益气汤十余服，精神顿倍，便血亦止。又以加味四君子汤兼前汤间服，月余不发。

按语：此医案所患为痔漏也。大抵此症所致之由不同，当究其因治之，如元气有余，形黑气盛，先粪而后紫血者，更兼脉实有力，此属有余，法当凉血止血，药应自效。至若形体瘦弱，面色萎黄，先鲜血而后粪者，更兼脉虚无力，此属不足，岂可反用凉药止之，致伤脾胃。此症若不温中健脾、升举中气，则其血不得归原，安能取效。可见痔漏之疾同样讲究巩固根本，健脾胃，补气血。

（二）肛痈

肛痈是指肛门直肠周围间隙发生急慢性感染引起的化脓性疾病。《外科正宗》中所提及的"脏毒""悬痈""鹳口疽"同属于中医学中肛痈的范畴，因其发生的部位不同，而有不同的名称，如发于肛门周围的皮下组织内的称为脏毒；生在会阴穴（海底穴）的称为悬痈；生于长强穴（尾闾穴）的称为鹳口疽。

1. 临床表现

脏毒生于肛门周围，有内外之别，虚实之殊，阴阳之分。《外科正宗·

卷三·脏毒论第二十九》认为："发于外者，多实多热，脉数有力，肛门突肿，大便秘结，肚腹不宽，小水不利，甚者肛门肉泛如箍，孔头紧闭，此为外发，属阳易治……发于内者，属阴虚湿热渗入肛门，五内结肿，刺痛如钟，小便淋沥，大便虚秘，咳嗽生痰，脉数虚细，寒热往来，遇夜尤甚，此为内发，属阴难治。"

《外科正宗·卷三·悬痈论第三十四》描述生于会阴处的悬痈："夫悬痈者，乃三阴亏损、湿热结聚而成。此穴在于谷道之前，阴器之后，又谓海底穴也。初生状如莲子，少痒多痛，日久渐如桃李，赤肿焮痛，欲溃为脓，破后轻则成漏，重则沥尽气血变为痨瘵不起者多矣。"

对于生于长强穴（尾闾穴）的鹳口疽，《外科正宗·卷四·鹳口疽第四十四》是如此描述，"鹳口疽，乃三阴亏损督脉之经浊气、湿痰流结而成。其患发在尾闾之穴，高骨头尖，初起形似鱼肫，久则突如鹳嘴，朝寒暮热，日轻夜重，溃后稀脓出而无禁，又或鲜血出而不停"。

因此，肛痈的临床特点为：发病急骤，肛周剧痛，并伴有全身的高热，酝酿成脓，脓腔溃破后易形成瘘管，致使肛周长期有脓血性分泌物流出，使得瘘管伤口经久不愈并且反复发作。即初起为突发性肛门周围肿痛、坠胀，伴有发热、倦怠、纳差、大便困难、排尿不畅等症状。破溃易出血水，容易向肛瘘转化。

2. 病因病机

多因饮食不节，过食厚味辛辣，引起湿热内生热毒结聚而成；或因肌肤损伤，感染毒邪，瘀血凝滞，经络阻塞，血败肉腐而成；或因肺脾肾亏损，湿热乘虚下注所致。

陈实功提出肛痈病因有二：一为火热之毒内壅，他认为外感六淫、内伤七情、饮食劳倦每易阻滞气机，气郁则必化热生火，"百病由火而生。火既生，七情六欲皆随应而入之，既入之后，百病发焉……发于外者，成痈疽、发背、疔疮"；二为因虚致疮，《黄帝内经》曰："邪之所凑，其气必虚"，陈实功曰："是为疾者，房劳过度，气竭精伤……以致真水真阴从此而耗散。既散之后，其脏必虚，所以诸火诸邪乘虚而入。既入之后，浑结为疮"，强调正气损伤也是肛痈的主要病因。

对其病机，陈实功提出其核心病机是气血壅滞；因为人之气血，相辅相成，周流全身；故无论何种致病因素，一旦侵袭人体，留滞经络，则必然影响气血运行，气血凝滞则壅遏气机，腐血败肉，正所谓"凡疮皆起于荣卫不调，气血凝滞，乃生痈肿"；此时治之得当，"气血疏通"，则肿疡消散而愈；如果进一步发展，郁而化热，热盛肉腐，血肉腐败，则酝酿化脓，"凡疮毒既已成，当托其脓；脓既已成，当用针通，此举世自然之良规也。必当验其生熟、浅深、上下而针之"。以"开户逐贼"，使毒随脓出而解，"脓腐尽脱，新肉顿生，更加内补调理得宜，轻疮只在月余，大疮不过七十日必完口而愈"。总之，肛痈病因病机可以概括为：百病皆由火毒引起，致气血壅滞，经络阻塞。

3. 治则治法

脏毒的治疗，《外科正宗·卷三·脏毒论第二十九》）提出："夫脏毒者，醇酒浓味、勤劳辛苦，蕴毒流注肛门结成肿块。其病有内外之别，虚实之殊。发于外者，多实多热，……此为外发，属阳易治。宜四顺清凉饮、内消沃雪汤通利大小二便；痛甚者，珍珠散、人中白散搽之；脓胀痛者针之。发于内者，属阴虚湿热渗入肛门，五内结肿，……此为内发，属阴难治。宜四物汤加黄柏、知母、天花粉、甘草，兼以六味地黄丸调治，候五内脓出则安。又有生平情性暴急，纵食膏粱，或兼补术，蕴毒结于脏腑，火热流注肛门，结而为肿；其患痛连小腹，肛门坠重，二便乖违，或泻或秘，肛门内蚀，串烂经络，污水流通大孔，无奈饮食不餐，作渴之甚，凡犯此未得见其有生。又有虚劳久嗽，痰火结肿肛门如栗者，破必成漏，沥尽气血必亡。此二症乃内伤之故，非药可疗，不可勉治也"。

对于悬痈的治疗，《外科正宗·卷三·悬痈论第三十四》》认为："夫悬痈者，乃三阴亏损、湿热结聚而成。……初起时元气壮实，宜用九龙丹泻去病根；稍虚者内消沃雪汤利去湿热；亦有可消者，十中三、四。如十余日后，肿势已成，不得内消，宜托里消毒散加山甲、皂角刺，服之自破。如肿高光亮，脓熟不破头者，用针急破之，秽脓一出，其患易安。如脓出之后，朝以六味地黄丸、午以十全大补汤加牡丹皮、泽泻温补滋阴。又有浓味膏粱气体壮实者，初服龙胆泻肝汤，溃服滋阴八味汤以清蕴热。体瘦房劳气血虚弱者，初服八珍汤加泽泻、制甘草，溃后十全大补汤加牡丹皮、熟附子。脾弱者，补中益气汤以滋化源。日久成漏者，国老膏化汤吞服蜡矾丸。首尾误服寒凉，损胃伤脾，冰凝气血，以致患孔渐开，秽脓不止者，亦定变成虚羸痨瘵，终为难愈"。

对于鹳口疽的治疗，《外科正宗·卷四·鹳口疽第四十四》认为："初起宜滋阴除湿汤和之；已成未溃者，和气养荣汤托之；溃而不敛者，滋肾保元汤补之；久而成漏者，琥珀蜡矾丸兼先天大造丸服之甚妙"。

由此可知，陈实功治疗肛痈采用分期治疗方法并内治外治联合运用，初期用活血散瘀汤口服、如意金黄散外敷；酿脓期则选用透脓散内服、四虎散、真君妙贴散外敷共奏清、消、散、托之功；溃脓后则改用十全大补汤、补中益气汤之类口服，生肌玉红膏外敷共奏补益气血、生肌敛疮之功。陈实功还强调如果脓已形成，切忌"包脓养疮"，应当速速切开排脓，避免邪毒内侵，而加重病情，给治疗带来更大困难。脓肿溃破形成瘘管后，则需采取脓管组织切除术。

五、皮肤疾病

发生于人体皮肤、黏膜及皮肤附属器官的疾病统称为皮肤病。皮肤病的种类很多，《外科正宗》中就记录了二十余种。皮肤病多由外感风湿热毒，内有七情内伤、饮食劳倦或肝肾亏损，导致气血失和、脏腑失调、邪毒结聚而致生风、生湿、化燥伤阴等。常见瘙痒、疼痛或灼热、麻木、蚁行感等自觉症状，外部表现为斑疹、丘疹、风团、结节、疱疹等皮损现象。

（一）癣

癣病即西医所谓的浅部真菌病，指浅部真菌（如皮肤癣菌、糠秕孢子菌、念珠菌等）在头皮发根、黏膜、手足部、指趾甲、腹股沟及机体其他部位表皮生长繁殖引起的感染性疾病。此类疾病是皮肤科最常见的感染性疾病，据统计其发病率可占全部皮肤病的 1/4 左右，具有传染性，而且病程长易反复发作，严重影响患者生活质量。中医"癣"的含义甚广，凡皮肤增厚伴有鳞屑或渗液的皮肤病统称为癣，不仅包括浅部真菌病，还包括神经性皮炎、银屑病、湿疹等疾病。

1. 临床表现

癣是最常见的皮肤病，病名及多，常根据发生的部位不同或临床表现的不同而名称各异。陈实功对癣病的论述颇多，列症详尽，描述形象。

（1）**牛皮癣** 患处皮肤状如牛项之皮，肥厚而且坚硬，抓之如朽木，剧烈瘙痒，抓瘙后皮损肥厚，皮沟加深，极易形成苔藓样病变，因其缠绵顽固，亦成为"顽癣"。

（2）**白秃疮** 见头部皮肉干枯，发为白秃。久则发落，根无荣养。

（3）**鹅掌风** 见手部初起红斑白点，久则皮肤枯浓破裂不已。

（4）**脚湿气** 见足底部或趾缝潮湿、表皮浸渍发白，或起疱糜烂瘙痒伴有特殊臭味，又称"田螺泡""臭田螺"。

（5）**紫白癜风** 好发于胸背肩颈部，为大小不一、边界清楚的圆形或不规则形斑，紫白相间，轻微瘙痒。

《释名》曰："癣，徙也，浸淫移徙处日广也。"《说文》曰："癣，干疡也。"说明本病病程长，初起病灶很小，而后很快向周围发展，有落屑、扩散的特征。初起以瘙痒为主，抓搔有白屑脱落或津液渗出；久病者，皮肤损害范围扩大，皮肤增厚，粗糙干燥顽硬，瘙痒明显。本病形式多样，《外科正宗·卷四·顽癣第七十六》描述："发之大小圆斜不一，干湿新久之殊。风癣如云朵，皮肤娇嫩，抓之则起白屑；湿癣如虫形，搔之有汁出；顽癣抓之则全然不痛；牛皮癣如牛项之皮，顽硬且坚，抓之如朽木；马皮癣微痒，白点相连；狗皮癣白斑相簇。"书中涉及癣病种类全面，临床表现描述生动、详尽，与现代诸多皮肤病相吻合。例如，"顽癣""纽扣风"相当于西医的体癣、银屑病或神经性皮炎，"白秃疮"相当于西医的头癣，"鹅掌风"相当于西医的手癣，"妇人脚丫作痒""臭田螺""田螺泡"相当于西医的足癣，"紫白癜风"相当于西医的花斑癣等。

由于癣发于身体的不同部位，其临床表现亦略有不同。发于头部的白秃疮，见头部皮肉干枯，有灰白色鳞屑，头发脱落，《外科正宗·卷四·白秃疮第一百四》对此描述道："皮肉干枯，发为白秃。久则发落，根无荣养。"鹅掌风，初起时手部发红斑白点，久则手部皮肤增厚、干枯、破裂，甚则屈伸不利，《外科正宗·卷四·鹅掌风第七十一》云："初起紫斑白点，久则皮肤枯厚，破裂不已。"脚湿气以足底部或趾缝潮湿、表皮浸渍发白瘙痒糜烂，或足趾红肿热痛、起疱渗液有特殊臭味为特点，《外科正宗·卷四·臭田螺第一百十九》曰："臭田螺，乃足阳明胃经湿火攻注而成。此患多生足指脚丫，随起白斑作烂，先痒后痛，破流臭水，形似螺靥；甚者脚面俱肿，恶寒发热。"紫白癜风好发于胸背肩颈部，为大小不一、边界清楚的圆形或不规则形斑，紫白相间，轻微瘙痒。可见，陈实功对癣病临床表现论述之详尽、形象。

2. 病因病机

癣病好发于体虚内有湿热之人，总由生活、起居不慎，外感风、湿、热邪，湿热生虫，郁于腠理，淫于肌肤，痞涩气血而致。风胜则动，痒自风来；湿热浸淫，故抓搔有津水流出；素体气血虚，不能荣养肌肤，则皮肤疼痒、干燥、掉鳞屑。癣病日久，气血耗伤严重，血虚风燥，导致皮损进一步严重，皲裂、肥厚、疼痛伴瘙痒。辨证总以风、湿、热毒为标，气血亏虚为本。另外，因癣的发病部位不同，其病因病机略有差异。

（1）体癣　《外科正宗·卷四·顽癣第七十六》指出："顽癣，乃风、热、湿、虫四者为患……此等总皆血燥风毒克于脾肺二经。"《外科正宗·卷四·纽扣风第九十六》说："纽扣风，皆原风湿凝聚生疮。"可见本病是因卫外不固，感受风、湿、热邪，湿热生虫，作痒作疮，内有脾虚血弱，血虚生风，风盛则燥，内外合邪，发于肌肉皮毛，导致肌肤失去濡养而成。

（2）头癣　《外科正宗·卷四·白秃疮第一百四》言："白秃疮因剃发腠理司开，外风袭人，结聚不散。"白秃疮常因理发器具不洁染毒而致，或腠理开泄，风邪外袭，毒气结聚不散，耗血伤气使毛发失去荣养而脱落作痒。

（3）手足癣　生于手部的称鹅掌风，生于足部的称脚湿气或臭田螺、田螺泡。《外科正宗·卷四·鹅掌风第七十一》道："鹅掌风由足阳明胃经火热血燥，外受寒凉所凝，致皮肤枯槁；又或时疮余毒未尽，亦能致此。"《外科正宗·卷四·妇人脚丫作痒第九十八》云："妇人脚丫作痒，乃从三阳风湿下流凝结不散。"《外科正宗·卷四·臭田螺第一百十九》曰："臭田螺，乃足阳明胃经湿火攻注而成。"手足癣多因外感湿毒与体内风湿热毒合邪聚结于肌肤，致气血不畅发为疼痛、瘙痒、枯槁、破烂。

（4）花斑癣　《外科正宗·卷四·紫白癜风第五十四》认为本病"总由热体风湿所侵"。本病又称汗斑，多见于多汗体质的人，好发于夏季。湿热体质之人复感受暑湿之毒，凝滞气血于皮肤，血滞重则发为紫斑，气滞重则发为白斑。

（5）**脚湿气**　由三阳风湿下流凝聚不散，或足阳明胃经湿火攻注而成。

3.治则治法

对于顽癣的治疗，（《外科正宗·卷四·顽癣第七十六》）提出："顽癣乃风、热、湿、虫四者为患……此等总皆血燥风毒克于脾、肺二经。初起用消风散加浮萍一两，葱、豉作引，取汗发散。久者服首乌丸、蜡矾丸，外擦土大黄膏，用槿皮散选而用之，亦可渐效。"

对于纽扣风的治疗，《外科正宗·卷四·纽扣风第九十六》提出："纽扣风，皆原风湿凝聚生疮……当以冰硫散擦之，甚者服消风散亦妙。"

对于白秃疮的治疗，《外科正宗·卷四·白秃疮第一百四》提出："白秃疮因剃发腠理司开，外风袭入，结聚不散，致气血不潮，皮肉干枯，发为白秃。久则发落，根无荣养。如秃斑光润不痒，内血已潮，以姜蘸润肌膏常擦，其发渐生。秃斑干枯作痒者，内必有虫，宜用麦饯散搽之，虫死、风散、发生可愈。后忌动风、发物等件。"

对于鹅掌风的治疗，《外科正宗·卷四·鹅掌风第七十一》提出："鹅掌风由手阳明、胃经火热血燥，外受寒凉所凝，致皮枯槁；又或时疮余毒未尽，亦能致此。初起红斑白点，久则皮肤枯浓破裂不已，二矾汤熏洗即愈。"

对于臭田螺的治疗，《外科正宗·卷四·臭田螺第一百十九》提出："臭田螺，乃足阳明胃经湿火攻注而成……先宜甘草汤洗净，贴蟾酥饼，三日三枚，后用珍珠散、猪脊髓调搽膏盖，焮肿上真君妙贴散敷之，其肿渐消。戒便步履。"

对于田螺泡的治疗，《外科正宗·卷四·田螺泡第一百二十二》提出："田螺泡，多生手足……线针挑破泄去毒水，太乙膏盖。挑破又生者，内服解毒泻脾汤可愈。"

对于紫白癜风的治疗，《外科正宗·卷四·紫白癜风第五十四》提出：

"紫白癜风乃一体二种……初起毛窍闭而体强者，宜万灵丹以汗散之，次以胡麻丸常服，外用蜜陀僧散搽擦，亦可得愈。"

因此，陈实功治疗癣病根据疾病发生的不同部位、发展的不同时期而分证分型论治，初起杀虫止痒、祛风清热除湿为原则，日久以养血润燥为主。强调立足整体，内外并治，以提高治愈率，缩短治疗时间。

（1）**辨证施方，创立消风散**　癣病初起，陈氏强调用发散之品，使邪从外解，"所谓毒气从汗而散，最为捷径"。例如初起用消风散中加浮萍、葱、豉，取其发散风邪，透邪外达之意；治疗紫白癜风"初起毛窍闭而体强者，宜万灵丹以汗散之"。他创立的消风散是治疗癣的主方，药用当归、生地、防风、蝉蜕、知母、苦参、胡麻、荆芥、苍术、牛蒡子、石膏、甘草、木通。方中荆芥、防风、牛蒡子、蝉蜕开发腠理，疏散风邪以止痒；苍术散风祛湿，苦参清热燥湿，木通渗利湿热，石膏、知母清热泻火，共奏清热除湿之功，止瘙痒渗出；风毒湿热搏结于肌肤，耗伤阴血，致气血运行不畅，加之上述疏风祛湿药也易耗伤阴血，故加以当归和营活血，生地清热凉血，胡麻仁润燥养血，以使全方达到疏风养血、清热除湿之效。可随症加减，应用于癣的不同阶段。消风散现广泛应用于各种皮肤病的治疗，是外科皮肤病良方。

癣病日久多伤阴耗血，化燥生风，可选用首乌丸（方缺失）、蜡矾丸（白矾、黄蜡、雄黄、琥珀、朱砂、蜂蜜，研细融化做丸）和胡麻丸（胡麻、防风、威灵仙、石菖蒲、苦参、白附子、独活、甘草，酒泛为丸），起除湿润燥、养血祛风之功。

手足癣较其他癣病病机不同之处，主要是脾胃二经有湿毒火热，陈氏立解毒泻脾汤以清热解毒、健脾利湿，药用防风、牛蒡子、山栀、石膏、黄芩、苍术、甘草、木通、灯芯草。

（2）**外治药物剂型丰富，灵活应用**　癣病的外治尤为重要，且以外治为主，陈实功创立了许多行之有效的外治方。其中有散剂、膏剂、熏洗剂不一而足、制备讲究、用法多样、调护得当。

土大黄膏是治癣的通用外治方，以硫黄、白矾、川椒共研细末，用土大黄根捣汁，调成膏状涂于患处，久病可加醋，牛皮癣加穿山甲调搽。土大黄是羊蹄的别名，《本经》云："羊蹄，味苦寒。主头秃疥瘙，除热，女子阴蚀。"为治癣要药。癣久不愈，可用冰硫散，取一白萝卜，挖空后用研细的硫黄、樟脑、川椒、白矾填满，用湿纸包裹煨烤于灰火半时许，药冷却后与熟猪油混合搅拌涂于患处。

白秃疮可用姜蘸润肌膏（麻油、当归、紫草、黄蜡）或麦钱散（小麦、硫黄、白砒、烟胶、川椒、枯矾）擦患上。涂药前要清洗患处，保持洁净，涂药后应戴帽子，防治风邪再次侵袭。

治鹅掌风先用桐油抹手掌患处，以桐油蘸纸捻点着后，用其熏患处。之后用白矾、皂矾、儿茶、柏叶煎汤先熏后洗，即二矾汤。鹅掌风因由双手长期浸水、摩擦染毒所致，故用药后忌再沾水。脚湿气作痒可用枯矾散（枯矾、石膏、轻粉、黄丹）搽患处；起疱疹者可用针挑破后用太乙膏盖之；肿痛流脓者"先宜甘草汤洗净，贴蟾酥饼，三日三枚，后用珍珠散、猪脊髓调搽膏盖，掀肿上真君妙贴散敷之"，总以止痒消肿为要。现治疗手足癣的外洗方也多是在二矾汤基础上发展而来。

治紫白癜风用密陀僧散，以石黄、轻粉、硫黄、雄黄、蛇床子、密陀僧研末，加醋调搽患处。起收湿止汗、杀虫止痒之功。

（二）疥疮

疥疮是疥虫引起的接触性传染性皮肤病。

1. 临床表现

疥疮发病多从手指间开始，好发于手腕屈侧、腋前缘、乳晕、脐周、阴部及大腿内侧。皮损损害初发为米粒大红色丘疹、水疱、脓疱和疥虫隧道。隧道长约 0.5～1cm，呈灰色或浅黑色弯曲线，顶端与丘疹和水疱相接，日久因搔抓可继发化脓感染、湿疹样变或苔藓化等。此外在阴囊、阴茎、龟头等处，可发生红褐色结节性损害。夜间奇痒，白天轻微瘙痒，常致全身抓伤、结痂及色素沉着，使皮肤枯槁瘙痒，日久则会向顽癣转化。其临床表现在《外科正宗·卷四·疥疮第七十三》均有描述："发痒钻刺，化化生生，传遍肢体，近则变为疥癣，久则变成顽风，多致皮肤枯槁，浸淫血脉，瘙痒无度。"

2. 病因病机

陈实功认为，疥疮所发是由脾虚阳盛，湿热内蕴，虫毒侵袭，郁于皮肤所致。如《外科正宗·卷四·疥疮第七十三》云："吾不根而生，无母而成，乃禀阴阳气育，湿热化形，常列于王侯掌上，何妨士庶之身，可使文人怕笔，绣女停针，毋分贵贱，一例施行。医问曰：不生于身，独攻于手者又何也？疥曰：手掌乃太阴湿土所主，手心又少阳相火所司，土能生我，火能化我，此生皆赖湿土阳火所化，故生者必自出于手掌。医曰：然哉！但其形知动而不知静，能进而不能退，自非清气所化也；又脾主消纳，胃主传化，人之饮食未有不从浓味者，浓味之中，湿热并化，致生此疮。又清气随脉循行，浊气留滞不散，停留肌肤，积日不解，随后生热发痒，故痒热之中，湿火混化为虫，形随湿化，动随火化，此无情而之有情也。既化之后，潜隐皮肤，辗转攻行"。

3. 治则治法

治疗上应"外以绣球丸搽擦，堪为止痒杀虫；内服消风散，亦可散风凉血"。还要"必得兼戒口味，辛热莫啜，忌洗热汤，其烦自脱"，注意清洁卫生和饮食忌口。并提出"夫疥者，微芒之疾也。此为小恙，不当陈说，闲中之言，随笔而曰"，说明此病预后良好。

（三）湿疮

湿疮是一种过敏性炎症皮肤病，其皮损形态多样，剧烈瘙痒，有渗出倾向，反复发作，易成慢性。

1. 临床表现

湿疮表现为皮肤潮红、肿胀、糜烂、流水浸淫成片，结痂瘙痒不堪。《外科正宗·卷四·肾囊风第七十二》指出肾囊风的特点为"其患作痒，喜浴热汤；甚者疙瘩顽麻，破流脂水"。《外科正宗·卷四·血风疮第七十五》指出血风疮的特点为"发则搔痒无度，破流脂水，日渐沿开"。奶癣为儿科疾病，《外科正宗·卷四·奶癣第一百五》指出"生后头面遍身发为奶癣，流脂成片，睡卧不安，搔痒不绝"。

2. 病因病机

湿疮病因复杂，可由多种内外因素引起。肾囊风乃肝经风湿而成；血风疮乃风热、湿热、血热三者交感而生；奶癣为"儿在胎中，母食五辛，父餐炙爆，遗热与儿"。总之，常因禀赋不耐，饮食失节，或过食辛辣刺激荤腥动风之物，脾胃受损，失其健运，湿热内生，又外受风邪，内外两邪相搏，风湿热邪浸淫肌肤所致。其发生与心、肺、肝、脾四经关系密切。

3. 治则治法

内治宜清热利湿，凉血祛风，可选用消风散。

外治，肾囊风可用蛇床子汤熏洗；血风疮可用如意金黄散等敷之，如年久紫黑坚硬，气血不行者，针砭去恶血再用神灯照法后敷药；奶癣可用文蛤散调搽患处，或用解毒雄黄散，甚至用翠云散。

（四）麻风

麻风病是因感受风邪疠毒而致肌肤麻木的一种慢性传染病，以肌肤麻木不仁而定名。

1. 临床表现

陈实功在《外科正宗·卷四·大麻风第四十八》中对麻风有详细的描述，"其患先从麻木不仁，次发红斑，久则破烂，浮肿无脓。又谓：皮死麻木不仁，肉死刀割不痛，血死破烂流水，筋死指节脱落，骨死鼻梁崩塌，有此五症，俱为不治。又曰：心受之先损于目，肝受之面发紫泡，脾受之遍身如癣，肺受之眉毛先脱，肾受之足底先穿，又为五败症也。"因此，麻风主要表现为肌肤麻木不仁，皮肤有红斑出现，红斑可溃烂浮肿无脓。可引发脱眉、鼻梁崩塌、收据肌肉萎缩等全生症状，预后较差。

2. 病因病机

对于麻风的病因病机，陈实功认为，"大麻风症，乃天地间异症也。但感受不同，有体虚之人因骤被阴阳暴晒、露雾风雨之气所侵，感之不觉，未经发泄，凝滞肌肤，积久必作。又有房欲后体虚为风邪所袭，或露卧当风，睡眠湿地；或洗浴乘凉，希图快意；或风水所招，世代留袭，此等相感俱能致之"。可见，麻风主要由于感染疠气（麻风杆菌），内侵血脉而成，亦因体虚或接触病人及其污染过的环境而感染致病。其基本病机为"总皆风湿相乘，气血凝滞，表里不和，脏腑痞塞，阳火所变，此其根蒂也"。

3. 治则治法

《外科正宗·卷四·大麻风第四十八》提出其治疗应根据不同时期与阶段采取内外合治的方法。"初起麻木不仁，肌肉未死者，宜万灵丹洗浴发汗，以散凝滞之风；后服神应养真丹加白花蛇等分，久服自愈。年久肌破肉死者，先用必胜散疏通脏腑；次服万灵丹，每日酒化一丸，通活血脉，服至一月，换服苦参丸，轻者半年，重者一载渐愈。或兼服酒药，忌戒房事、厚味、动风等件，可保终年不发矣"。因此，治宜祛风化湿、活血杀虫。可选用万灵丹、神应养真丹、苦参丸等。还要禁止饮酒（药酒除外），忌房事，饮食忌口。

（五）白屑风

白屑风，亦称面游风，因皮肤油腻、瘙痒潮红，或起白屑而得名，西医则称之为脂溢性皮炎。

1. 临床表现

《外科正宗·卷四·白屑风第八十四》指出其临床特征"白屑风多生于

头、面、耳、项发中，初起微痒，久则渐生白屑，叠叠飞起，脱之又生"。白屑风初起头发内，向下延及面目、耳、颈项、腋窝、胸部、肩胛部等部位。皮疹有干性与湿性之分。干性发于头皮者，可见头部弥漫、均匀的糠秕样干燥白屑脱落，自觉痒甚，搔抓时脱落更甚，越搔抓越觉奇痒难止，白屑落而又生，日久常伴有头发稀疏脱落。湿性者皮疹为略带黄色的红斑或淡红斑，大小不一，边界清楚而边缘不整齐，其上油腻性鳞屑厚积，结成痂皮，有时可伴有糜烂、渗液，严重者全头皮部均覆有油腻性污秽性鳞屑和痂皮；日久也常伴有头发稀疏脱落，甚者眉毛也可脱落。

2. 病因病机

白屑风的病因为素体湿热内蕴，感受风邪所致。风热之邪外袭，郁久则耗伤阴血，阴伤血燥，或平素血燥之体，复感风热之邪，血虚生风，风燥热邪蕴阻肌肤，肌肤失去濡养所致；或因过食辛辣油腻，以致肠胃运化失常，蕴湿生热，湿热外犯肌肤而成本病。这就明确指出了白屑风的病因是湿热内蕴于体内为本，风邪外袭于肌表为标，说明了外症的发生不仅仅是体表的病变，而是与内在因素有着十分密切的联系。

3. 治则治法

采用内服整体调节与外用局部治疗相结合的方法，内外兼顾。内治宜养血祛风润燥，可选用消风散或祛风换肌丸。外治面部使用玉肌散擦洗，头部用翠云散搽之。

（六）漆疮

本病是因皮肤或黏膜接触某些外界致病物质刺激所引起的皮炎，常见因受漆刺激而引起的漆疮。

1. 临床表现

陈实功认为漆疮"先发为痒，抓之渐似隐疹出现皮肤，传遍肢体，皮破烂斑，流水作痛，甚者寒热交作"。主要表现为皮肤红斑、肿胀、丘疹、水疱，甚至糜烂流水。可有寒热交作等全身症状。

2. 病因病机

对于漆疮的病因病机，陈实功在《外科正宗·卷四·漆疮第八十六》中提出，"漆疮由来自异，有感而弗感也，俗称木生人感之非也。但漆乃辛热火象有毒之物，人之皮毛腠理不密，故感其毒"。由于禀赋不耐，接触漆后，使毒邪侵入皮肤，郁而化热，邪热与气血相搏而发病。

3. 治则治法

治宜清热解毒利湿，内服化斑解毒汤，外搽三白散。不宜用热水洗涤患处，陈实功还提出了饮食忌口的重要性，应忌食辛辣、油腻、鱼腥等发物，"不然变为顽风、癣、癞，愈而又发者多矣"。

（七）油风

本病因突然头发脱落、头皮鲜红光亮而名油风。可发于任何年龄，常在过度劳累，睡眠不足或受到刺激后发生。

1. 临床表现

起病突然，头发脱落，成圆形或不规则形，皮肤光滑而亮，轻度瘙痒。

2. 病因病机

由于血虚不能随气荣养肌肤以致毛孔开张，风邪乘虚而入，风盛血燥，发失所荣而成片脱落。

3. 治则治法

治宜养血祛风，内服神应养真丹，外以海艾汤熏洗。

（八）黄水疮

黄水疮是一种常见的化脓性传染性皮肤病。

1. 临床表现

《外科正宗·卷四·黄水疮第一百十七》指出："黄水疮于头面、耳项忽生黄色、破流脂水，顷刻沿开，多生痛痒。"因此，黄水疮好发于头面部，黄色水疱或丘疹，迅速化脓浑浊，易于破裂，瘙痒疼痛。

2. 病因病机

因暑湿之邪客于肌肤或脾虚湿蕴，复感风热湿毒，引起气机不畅，疏泄障碍，熏蒸皮肤而发病。

3. 治则治法

治宜清热利湿健脾，可用清暑汤合参苓白术散，外可搽蛤粉散。

（九）葡萄疫

葡萄疫是血管壁渗透性或脆性增高所致皮肤、黏膜下出现瘀点或瘀斑为主要表现的一种血管炎性疾病，相当于现代疾病过敏性紫癜。

1. 临床表现

陈实功在《外科正宗·卷四·葡萄疫第一百二十五》指出了葡萄疫的特点："葡萄疫，其患多生小儿，感受四时不正之气，郁于皮肤不散，结成大小青紫斑点，色若葡萄，发在遍体头面，乃为腑症；自无表里，邪毒传胃，牙根出血，久则虚人，斑渐方退。皮肤或黏膜出现紫红色瘀点、瘀斑，压之不褪色，久可传入脏腑。"

2. 病因病机

多发于小儿，由禀赋不耐，邪伤脉络所致，血不循经或瘀血阻滞络道，血溢脉外，凝滞肌肤，发为紫斑。

3. 治则治法

治疗早期宜服羚羊散以清热凉血，活血化瘀；后期以补脾益肾为主，胃脾汤滋益其内，又有牙根腐烂者人中白散。

（十）黄褐斑

黄褐斑是发生在面部的色素沉着性皮肤病。

1. 临床表现

黄褐斑多见于女性，面部皮肤出现淡褐色或黄褐色斑片。

2. 病因病机

本病与肝脾肾三脏关系密切，以气血不能上荣于面为主要病机。陈实功认为，"黧黑斑者，水亏不能制火，血弱不能华肉，以致火燥结成斑黑，色枯不泽"（《外科正宗·卷四·女人面生黧黑斑第九十五》）。

3. 治则治法

内治宜疏肝、补肾、活血，可选逍遥丸、肾气丸等；外治用玉容丸搽面斑上。

六、性传染疾病

关于性病，陈实功有《杨梅疮论》《结毒论》《小儿遗毒烂斑》专述之，从其描述症状看多属于现在的梅毒。梅毒是有梅毒螺旋体所引起的一种全身性、慢性性传染疾病，主要通过性接触、血液传播，早期主要表现为皮肤黏膜损害，晚期可造成骨骼、眼部、心血管、中枢神经系统等多器官组织的病变。根据传染途径分为后天梅毒与先天（胎传）梅毒。由于临床表现和传染性不同分为一期、二期和三期梅毒或病期2年以内为早期（一、二期）梅毒，有传染性；病期超过2年为晚期梅毒，传染性弱或无传染性。陈实功对梅毒的认识较为深刻，他认为杨梅疮与结毒属后天梅毒，分属早期梅毒与晚期梅毒，小儿烂斑遗毒则属先天（胎传）梅毒。

1. 临床表现

《外科正宗·卷四·杨梅疮论第三十六》指出："初生疮发下疳，次生鱼口，复作筋骨疼痛，疮发非详。疮起，红紫坚硬，手足多生，形如汤泼泡生，害非轻浅。"又说："手足皮肤枯槁，鹅掌风生……头发眉毛脱，油风何须说……点点杨花癣，片片癞风疮"这与现代医学对一期梅毒和二期梅毒的认识十分相近。一期梅毒主要表现为硬下疳和硬化性淋巴结炎。硬下疳好发于外生殖器，为圆形或椭圆形无痛性溃疡，触之具有软骨样硬度。硬下疳出现 1 ~ 2 周后，常在腹股沟单侧或两侧发生淋巴结肿大，质地较硬，表面无红肿破溃，一般不痛。二期梅毒骨损害多发生骨膜炎及关节炎，晚上和休息时疼痛加重，白天及活动时较轻；皮肤黏膜损害可见玫瑰色或褐红色梅毒疹，发生于掌跖部位表现为绿豆至黄豆大小、铜红色、浸润性斑疹或斑丘疹，常带有领圈样脱屑，互不融合；毛发部位可见虫蚀状梅毒性脱发。

《外科正宗·卷四·结毒论第三十七》指出："结毒者，薰或收遏疮毒而沉于骨髓，发则先从筋骨疼痛，日后渐渐肿起，发无定处，随便可生。发在关节中则损筋伤骨，纵愈曲直不便；发于口鼻则崩梁缺唇，虽痊破形更相；发于咽喉者，更变声音；发于手足者，妨碍行走。"对三期梅毒作了较为详细的论述 [32]。损害发生于骨与关节者，则损筋伤骨，引起骨膜炎或骨髓炎，甚至导致骨折、关节畸形等；发生于鼻部者，常造成鼻中隔穿孔，鼻梁塌陷，形成马鞍鼻；发生于上腭者，导致硬腭穿孔，口腔和鼻腔相通；发生于咽喉者，可引起呼吸困难，声音嘶哑。

《外科正宗·卷四·小儿烂斑遗毒第一百七》指出"遗毒，先出红点，次成烂斑，甚者口角、谷道、眼眶、鼻、面皮肉俱坏，多妨哺乳，啼叫不安。"对胎传梅毒描述皮损为斑疹、斑丘疹、水疱、糜烂等，多分布于头面、口周、肛周、眼周等部位，影响哺乳。患儿躁动不安，啼哭不止。

2. 病因病机

本病为感染梅毒疫疠之气，内伤脾肺、肝肾，化火生热、夹湿夹痰，外攻肌肤、孔窍，内溃脏腑骨髓。

（1）精化传染　指不洁性交传染，由于不洁性交，致使梅毒疫疠之气由阴器直接感受，毒邪直入肝肾，深入骨髓，侵入关窍，外发于阴器，内伤于脏腑。

（2）**气化传染**　指非性交传染，因接触被污染的衣物、用具或与梅毒患者接吻、握手、同寝等，致使梅毒疫疠之气侵入人体，脾肺二经受毒，流注阴器，发为疳疮，泛于肌肤，发为梅毒疹。

（3）**胎传梅毒**　是父母患梅毒，遗毒于胎儿所致。胎儿在母体内感受梅毒疫疠之气，有禀受与染受之分。禀受者由父母先患本病而后结胎；染受者乃先结胎元，父母后患本病，毒气传于胎中。

3. 治则治法

早期发现梅毒的症状，及时治疗并坚持治疗是非常重要的，尤其是胎传梅毒，否则会有生命危险，但是治疗中不可妄用熏条、腐蚀等法，以求速愈。

（1）**内治**　对于梅毒的治疗，需根据临床表现及发病部位不同，应用不同的治疗方法，如攻利、疏风、清热、利湿、凉血、解毒等。

加味遗粮汤是杨梅疮的主治方，治杨梅疮初起筋骨疼痛，及已成数月，延绵不已。并杨梅风毒误服轻粉，瘫痪骨疼，不能动履。另有解毒天浆散治杨梅疮不问新久，遍身溃烂及筋骨作疼者。毒邪轻浅，在皮肤者，可用万灵丹并洗浴以发汗而解在皮肤之毒。毒在骨髓者，可用九龙丹，通利大小便以泻骨中之毒。

（2）**外治**　外治应根据梅毒的不同临床表现选择不同的方法。疳疮已溃腐烂者，搽解毒紫金膏，后期用银粉散或珍珠散以生肌收敛。手足皮肤枯槁，生鹅掌风者，用柏叶、二矾煎汤熏洗；头疼欲破者，天麻饼子并吹鼻碧云散；筋骨痛甚者，用雷火针法。

4. 病案举例

（1）一男子患此两月余。自服败毒凉剂不应，筋骨疼痛，此表里寒凉、毒沉难出，必以辛热发之，用万灵丹葱酒煎服，洗浴盖之，先出冷汗如雨，次出热汗，疼痛减其大半，以归灵汤服至月余，疮势始定。又以萆薢汤兼补中益气汤，又两月余而始痊愈。

按语：此为二期梅毒，毒邪深入，正气亏虚，表里俱寒。陈实功主张先行辛热之法发散寒邪，服万灵丹洗浴发汗，解散皮肤之毒，再用土茯苓汤深入骨髓经络，解除内里深处之毒，并温补脾胃，扶助正气。

（2）一男子小便白浊作痛，次出疳疮，发肿作烂，筋骨微痛。予曰：欲发时疮。彼不为信，请他医以熏药照之，虽然疳疮稍愈，而筋骨更疼，头胀欲破，又复请治。其时红点满面，此火气郁遏难出，先用黄连解毒汤二服泻其火毒，次以蟾酥丸发汗，使毒透出肌表，已后红点渐渐为疮，筋骨头疼，从此渐减。以加味遗粮汤服至两月，疮始出尽，骨疼方止。又以解毒天浆散相兼服至百日，其疮始退，又百日而平。

按语：此则医案说明病在肌肤，当宜发之，不发反驱邪入里，导致病邪深入，病情加重，好在及时对症治疗，逆转病情得以痊愈。在此强调了需根据临床表现及发病部位不同，应用不同的治疗方法。

（3）一女人因丈夫生疮所袭，筋骨至疼，遇晚寒甚，以人参败毒散四剂，其寒乃退，疼尚不止。又以万灵丹发汗二次，方出点如豆大，头面及背肉无余隙，此毒之盛也。用防风通圣散二剂，通利大小二便，去硝黄加皂角针、金银花，又十余剂，其疮小者如钱，大者若杯，气秽作烂，起坐不堪。外以石珍散掺烂上结疤，又烂又掺，内服加味遗粮汤，两月余疮始渐干，轻者收敛而脱，重者又半年方得痊愈矣。

（4）一庠生患此月余，乃求速愈。予曰：此患非他恙所比，若速愈必遗毒于后日，辞不敢治。更医对曰：半月痊愈，后亦无患。因喜不胜，用水银、胆矾等药搽擦手足二心，半月内其疮果愈。随后骨疼，诸药不应，半年后，内毒方出作烂，疼不堪言，遍腿相串，并无一空；又二年腿脚曲而不直，径成痿疾终身，又兼耳聋，全不相听。又一人嫖妓生疮，筋骨疼痛。予曰：升发方可。彼欲内消，请他医以丸药七丸，每用一丸，置炭上燃着以口吸烟，至三丸鼻流鲜血，至夜而死。又一妓者患此，欲其速愈，以照药熏之，三日后，吐鲜血数盆亦死。此求速愈，自取危亡。

按语：此则医案说明梅毒的治疗不可操之过急，服药时间要长，方能痊愈。并强调梅毒的治疗不可妄用用腐蚀药和火药。

（5）一男子玉茎患此半年，阳物已损七八。遇一方士，以熏药照之，患上流血不止，人似鬼形。予曰：毒发已伤元气，再加熏火一遍，血得热而妄行，故去盆许，此有限之物也，恐其难保。先以四物汤兼黄连解毒汤合而服之，二剂其血乃止；更八珍汤加麦冬、五味子、黄柏、知母，十余服元气乃定。外以甘草汤浴洗患上，以银粉散搽之，如此月余，气血渐醒，红肉渐生，阳物复长大半，仍用前汤加土茯苓二两煎服，此不舍其根本，共约有四月之余，其疾乃愈。

按语：此为三期梅毒，元气大伤，毒邪深入，此时应宜补益气血，兼以清解毒邪，并施以外治洗浴并药物外敷，使其气血恢复，新肉得生。如果妄施以熏火，反更伤元气，加重火毒，切不可妄为。

七、生殖器疾病

生殖器疾病主要指的是生殖器疱疹，是由单纯疱疹病毒感染所致的，发生在泌尿生殖器官的一种性传染的病毒性疱疹疾病。属于中医学"热疮"、"阴疮"、"疳疮"范畴。中医学认为病毒系毒邪的一种，它是外来致病因素之一，不同于六淫，古人在几千年前已认识到有些毒邪的致病是具有传染性的，现代医学认为各种病毒、细菌、真菌、病原虫等可造成传染性疾病的微生物均是"毒邪"的一部分，毒邪自精窍、皮肤而入，下注阴部，阻于外阴肤表而成疾。

陈实功认为本病系因不洁性交、内脏虚衰和湿热内蕴而发病，毒邪是主因，正虚是基础。毒邪自精窍、皮肤而入，下注阴部，阻于外阴肤表而成疾，毒邪的入侵可导致阴阳失调，气血津液、脏腑经络功能活动的紊乱，进而产生湿浊、痰湿、瘀血等病理产物，湿热邪毒蕴于肝胆二经，湿热淫毒下注于阴部，阻于外阴肤表而成。湿热之毒久蕴下焦，郁阻经络，耗气伤阴，肝、脾、肾三脏受损，正虚邪恋，构成虚实夹杂的难愈之症。因此，治疗当以"扶正培本、扶正抗毒"为基本治则，扶正为重点，虚则补之，采用益气、养血、滋阴、温阳等法，配合清热解毒燥湿治之。

（一）下疳

1. 临床表现

下疳的临床表现与病因有关。《外科正宗·卷三·下疳论第三十一》中指出："男子萌念火郁之症，初起先必涩淋，小便溺痛，次流黄浊败精，阳物渐损，甚则肿痛腐烂……妇人阴器不洁，初起先从皮肿光亮，其如水晶，皮破流水，肿痛日生，痒麻时发……男妇房术所伤，蕴毒所致，初起阳物痒痛，坚硬紫色，疙瘩渐生，腐烂渐作，血水淋漓，不时兴举"。主要特征是小便涩淋，生殖器附近出现一个小炎性丘疹或脓疱，以后迅速变为脓疱，损害继续侵袭患处，形成疼痛剧烈的深溃疡，溃疡呈圆形或卵圆形，质地柔软，容易出血，边缘粗糙不整齐，表面覆有恶臭的黄灰色渗出物。

2. 病因病机

陈实功认为下疳的病因有三，"下疳者，邪淫欲火郁滞而成。其来有三：一由男子欲念萌动，阳物兴举，淫火猖狂而未经发泄者，以致败精浊血流滞中途，结而为肿者一也；二由妇人阴器瘀精浊气未净，接与交媾，以致淫精传袭而成者二也；三由房术热药涂抹玉茎，洗搽阴器，兴助阳火，煽动阴精，侥幸不衰，久顿不泄，多致火郁未发而成者三也"（《外科正宗·卷三·下疳论第三十一》）。可见，湿热和毒热是主要的病因，邪淫欲火郁滞而成，亦可由性接触而感染。

3. 治则治法

治疗根据病因病机、临床表现的不同而分别治之。"男子萌念火郁之症……法当疏利肝肾邪火，如八正散、清肝导滞汤之类是也。妇人阴器不洁……治当解毒消风，如龙胆泻肝汤兼平胃散合而用之。男妇房术所伤，蕴毒所致……治当泻火解毒，如黄连解毒汤、芦荟丸之类是也。外以银粉散、珍珠散、人中白散选用"。

4. 病案举例

（1）一童子十五岁，玉茎肿痛，外皮浮肿，比常粗大一倍。他医治之以解毒清肝等药，愈肿愈痛。予视之，亦用泻火清热渗湿等剂，俱不见效，诊之脉细数而无力，此中气不足，脾经湿水乘虚流注、停聚不散，当行从治法也。以四物汤合平胃散加木香、熟附子、人参各五分，一服肿痛顿退，又四五服而全消。

按语： 小儿年幼，中气尚未充盛，阴茎虽肿痛，然非湿热蕴结，实则脾虚湿盛而成，应宜健脾化湿，补益中气。若妄投寒凉之品，则中气更损，病情反重，应当谨慎。

（2）一男子皮肿光亮，发热疼甚。外敷如意金黄散，内服龙胆泻肝汤加大黄，便通稍愈，去大黄又服而消。

按语： 此医案为湿热下注，蕴结下焦所致，故而阴茎肿胀热痛，治当清热利湿，凉血解毒。

（二）囊痈

囊痈是发于睾丸以外阴囊部位的急性化脓性疾病。其基本征候特征为阴囊红肿疼痛，寒热交作，继则皮紧光亮，形如瓢状，痛剧。本病相当于西医的阴囊脓肿、阴囊蜂窝织炎。

1. 临床表现

初起阴囊部出现红肿、灼热，压痛明显，腹股沟导核肿大。阴囊肿胀进展较快，甚则肿大如瓢，坠胀疼痛。属阴囊蜂窝织炎者，阴囊弥漫性红肿，以水肿为显著，不一定化脓。属阴囊脓肿者，阴囊红肿较局限、隆起，可伴有发热畏寒或轻度寒战，口干，喜冷饮，小便赤热，大便干结等全身症状。治疗后热退痛止，肿胀能较快消退；若身热不退，肿痛不减，便欲成脓。

2. 病因病机

陈实功认为，阴囊是足厥阴肝经所络，多由湿热下注、经络阻隔，气血瘀滞而成。亦有因久着汗湿衣裤或坐卧湿地，感受外来湿毒而发。致病因素作用于阴囊，致使局部气血运行受阻，脉络凝滞不通，不通则痛，气滞血瘀，久之化热，湿热之毒瘀结于阴囊，故见局部红、肿、热、痛；身寒热，系正邪相争；坠胀为气虚邪盛之候；口干渴喜冷，大便干，小便赤涩为里热之象；因正不胜邪，故肿痛逐渐加重；因湿热盛，热则肉腐成脓；因阴囊为肝经所主，故症属肝经湿热。

3. 治则治法

（1）**内治** 当辨阴阳。阳证者治宜清热利湿、疏肝理气、滋阴补肾，早期用龙胆泻肝汤，后期用滋阴除湿汤、滋阴内托散；阴证者应助阳化气、行气利水、补益气血，行针刺利水，再用内服十全大补汤。

（2）**外治** 外敷如意金黄散，有脓应切开排脓。

4. 病案举例

（1）一男子囊肿甚大，不热胀痛，按之软而即起。此湿水流注，聚而不散，以披针导去黄水碗许，以导水消肾丸服月余而肿消。又以木香补肾丸服之不作。

按语： 此则医案所患囊痈无红肿热痛，按之软，辨证为阴证，水湿聚集而成。治疗现行针刺去水湿之毒，再予以内服行气利水、温阳补益之剂以温补脾肾，助阳利水。

（2）一男子患此十余日，肿甚胀痛，内脓已成。针之出脓碗许，以十全大补汤加泽泻、丹皮十余剂而收敛。

按语：此则医案所患囊痈红肿热痛甚，脓液已成，辨证为阳证，热毒蕴结而成。治疗应先针刺排脓去湿热之毒，再予十全大补汤补益气血，扶助正气。

（三）阴疮

妇女外阴生疮，局部红、肿、热、痛，或硬结成茧；或溃疡化脓，称为阴疮，亦称阴蚀、阴茧。常见者多为西医所称之急性前庭大腺炎或前庭大脉囊肿。

1. 临床表现

阴疮表现多样，有"阴中有如挺出一条，蛇形尺许，坠重、流水、溺涩""阴中突出如菌子、如鸡冠，四边肿痛者、阴户忽然肿突作痛""阴中生虫䘌如小蛆者""阴器外生疙瘩，内生细虫作痒不可忍者""令人多发寒热，与痨瘵相似"等。阴部生疮，红肿热痛，甚则溃烂流脓，黏稠臭秽，或生虫痒痛，头晕目眩，口苦咽干，身热心烦，大便干结。舌红，苔黄，脉滑数。

2. 病因病机

《外科正宗·卷四·阴疮论第三十九》指出："妇人阴疮，乃七情郁火伤损肝脾、湿热下注为患。其形固多不一，总由邪火所化也。"《外科正宗·卷四·阴虱论第一百二十四》指出："阴虱又名八脚虫也，乃肝、肾二经浊气而成。"可见，下焦感受湿热之邪，或郁怒伤肝，肝郁化热，肝气犯脾，脾虚湿盛，湿热下注，蕴结成毒，腐肉为脓，而成阴疮。或因久居阴湿之地，或经期、产后冒雨涉水，寒湿凝滞，瘀血内停，气机不利，或痰浊内停，痰瘀交阻，肌肤失养，日久溃腐，而成阴疮。

3. 治则治法

（1）**内治**　治宜泻肝清热，解毒除湿。肝郁脾虚所致，先以补中益气汤加山栀、茯苓、青皮，清肝补脾、兼升中气，或以归脾汤加山栀、川芎、茯神、香附、陈皮调理；心气郁而邪火所化，宜四物加黄连、胆草、木通、石菖蒲，以通散心窍郁滞；阴户开而不闭者，忧思太过，用逍遥散、归脾汤俱加柴胡、山栀、白芍、丹皮。

（2）**外治**　可以塌痒汤或蛇床子汤熏洗后纳银杏散于阴中。

4. 病案举例

（1）一妇人阴器肿痛，小水涩滞，遇晚寒热交作，此肝经湿热为患。以龙胆泻肝汤二服，小水通利；又以四物汤兼小柴胡加天花粉、木通、炒山栀服之而愈。

按语：妇人阴器为足厥阴肝经所主，肝经湿热，下注于阴器，致肿胀疼痛，小便不利。陈实功强调了阴疮肝经湿热的病机，先用龙胆泻肝汤清利湿热，通利小便。湿热耗伤肝血，久则入络，故用四物汤养血和血，同时配以清热利湿。

（2）一妇人无辜发热月余，忽阴中突出一物，如鸡冠一片，此肝郁脾虚所致。以补中益气汤加青皮、山栀、柴胡、黄芩，外以甘草、白芷、苍术、紫苏煎汤，每日熏洗，十余日其患渐小，仍用前汤倍参、术，月余而安。

按语：肝郁气结，郁久化热，故而发热；中气不足，无力盛举脏器，故而阴中突出一物。此阴疮为肝郁脾虚所致，应大补中气，疏肝理气。

（3）一妇人阴中作痒，遇夜五心烦热，作渴不睡，此思虑太过，致心肾不交。以四物汤加龙胆草、山栀、黄连、知母，外以银杏散纳入阴中，二日其痒渐止。又朝以八味丸、午用归脾汤加银柴胡、茵陈，月余而愈。

按语：思虑太过，耗伤阴血，气郁化火，致心火亢于上，肾水亏于下，心肾不交，则五心烦热、口渴、失眠。以滋阴养血、清热利湿、解毒杀虫为大法。

（4）一妇人阴器半边肿痛，身发寒热，口干便秘，脉实有力。以内疏黄连汤一剂，大便通利，口干乃止，惟肿痛尤甚，此湿毒结聚欲为脓也。

以四物汤加角针、泽泻二剂，脓熟胀痛，又以透脓散一服，出臭脓钟许，疼痛顿止；以八珍汤加丹皮、泽泻十余剂而安。

按语：此阴疮为热毒湿浊结聚成脓所致。以清热解毒排脓为要，先通利大便以清降热毒，脓成再外治排脓，内服养血解毒。

（5）一妇人肝经风湿下流阴器，浮肿痒甚，致抓出血不痛。以消风散加苦参、胆草、泽泻、木通、山栀，外以蛇床子汤熏洗，搽擦银杏散，十余日痒止肿消而愈。

按语：此医案之阴疮病机涉及风、热、湿、血、燥、虚，故陈实功创消风散以疏风祛风、清热凉血、祛湿、润燥治之。

八、耳鼻喉及口齿疾病

（一）耳病

1. 临床表现

耳病有虚火、实火之风。"耳病虚火者，耳内蝉鸣，或兼重听，出水作痒，外无焮肿。""耳病实火者，耳根耳窍俱肿，甚则寒热交作，疼痛无时。"

2. 病因病机

耳病多由胆经、三焦经、肝经有火而致，"大人有虚火、实火之分，小儿有胎热、胎风之别"。

3. 治则治法

陈实功在《外科正宗·卷四·耳病第八十五》中根据虚实、长幼、内外治，详述其治法："耳病乃三焦肝风妄动而成，大人有虚火、实火之分，小儿有胎热、胎风之别。虚火者……四物汤加牡丹皮、石菖蒲及肾气丸主之。实火者……宜柴胡清肝汤治之。又有耳挺结于窍内，气脉不通，疼痛不止，以栀子清肝汤为治，外用黄线药插入挺肉缝傍，化尽乃愈。小儿胎热或浴洗水灌窍中，亦致耳窍作痛生脓，初起月间，不必搽药，治早项内生肿，候毒尽自愈。如月外不瘥，以红绵散治之则安矣。"

对于虫入耳内者，采用多种外治法诱虫外出，如："百虫入耳，乃偶然误入之，如蝇、蚊细虫入耳，以麻油数点滴入窍中，虫亦自死取出。如蜈蚣、蜜蜂等大虫入者，以肉炙香安耳边，其虫闻香自出；有虫夜间暗入者，切勿惊慌响叫，逼虫内攻，宜正坐点灯光向耳窍，其虫见光自出，对面有人见，其虫不出。"

（1）内治　实火治宜清肝泻火，用柴胡清肝汤；虚火宜滋阴泻火，用肾气丸。

（2）外治　用红绵散治耳内流脓，肿痛已消，脓尚不止，用棉球吸干耳内脓湿，绵球滚药送入耳底自愈。

（二）鼻病

《外科正宗》中鼻病包括鼻痔、鼻出血、鼻渊三种情况。

1. 临床表现

（1）鼻痔　鼻内息肉结如榴子，渐大下垂，闭塞孔窍，使气不得宣通。

（2）鼻渊　脑漏者，又名鼻渊。鼻流浊涕，如泉下渗，量多不止，常伴头痛、鼻塞、嗅觉减退，鼻窦区疼痛，久则虚眩不已。

2. 病因病机

鼻为肺窍，鼻病多因肺经有火或肺气不宣而致。

（1）鼻痔　由肺气不清、风湿郁滞而成。如《外科正宗·卷四·鼻痔第五十二》云："鼻内息肉结如榴子，渐大下垂，闭塞孔窍，使气不得宣通。"

（2）鼻出血　因肺经火旺，逼血妄行而从鼻窍出。

（3）鼻渊　因寒凝入脑户与太阳湿热交蒸而成。

3. 治则治法

（1）鼻痔　内服辛夷清肺饮，外用硇砂散点痔上。此外陈实功还有摘除鼻痔的手术方法。是用丝线系于鼻痔根上，然后绞紧，向下牵拉，拔除鼻痔的一种手术方法。"鼻痔者，由肺气不清，风湿郁滞而成，鼻内息肉结如榴子，渐大下垂，闭塞孔窍，气不宣通。取鼻痔秘法，先用回香草散（回香草、高良姜晒干等分为末）连吹二次。次用细铜箸二根，箸头钻一小孔，用丝线穿孔内，二箸相离五分许，以二箸头直入鼻痔根上，将箸线绞紧，向下一拔，其痔自然拔落，置水中观其大小。用胎发烧灰同象牙末等分吹鼻内，其血自止，戒口不发。"陈实功独具匠心，距今三百多年前，创制鼻息肉摘除器，这种手术器械和操作方解，和现今鼻息肉摘除器十分相似，确是一大发明。

（2）**鼻出血** 内服羚羊清肺汤，外用紫土散敷囟顶上。

（3）**鼻渊** 治宜祛风通窍，如"久则头眩虚晕不已，治以藿香汤主之，天麻饼子调之，亦可渐愈；如日久虚眩不已，内服补中益气汤、六味地黄丸相间服，以滋化原始愈"。

（三）咽喉病

1. 临床表现

咽喉病有实火、虚火之分。陈实功在《外科正宗·卷二·咽喉论第二十一》中指出："夫咽喉虽属于肺，然所致有不同者，自有虚火、实火之分，紧喉、慢喉之说。"虚火常表现为，"色淡微肿，脉亦细微，小便清白，大便自利，此因思虑过多，中气不足，脾气不能中护，虚火易至上炎，此恙先从咽嗌干燥，饮食妨碍，咳吐痰涎，呼吸不利，斑生苔藓，垒若虾皮，有如茅草常刺喉中，又如硬物嗌于咽下，呕吐酸水，哕出甜涎；甚则舌上白胎，唇生矾色，声音雌哑，喘急多痰"。实火之症，常表现为"火动痰生，发为咽肿，甚者风痰上壅，咽门闭塞"。

2. 病因病机

咽接食管，通于胃；喉接气管，通于肺。如外感风热之邪熏灼肺系，或肺、胃二经郁热上壅，而致咽喉肿痛，属实热证；如肾阴不能上润咽喉，虚火上炎，亦可致咽喉肿痛，属阴虚证。因此，陈实功指出辨证要先辨虚实，他具体叙述了虚火咽喉病与实火咽喉病的辨证要点，认为病虽在同一部位，但致病因素的不同使得治法上也各有讲究，相差很大，不可混为一谈。"实火者，过饮醇酒，纵食膏粱，叠褥重衾，补餐辛烈，多致热积于中，久则火动痰生，发为咽肿；甚者风痰上壅，咽门闭塞，少顷汤水不入，声音不出，此为喉闭、紧喉风是也。""假如虚火者，色淡微肿，脉亦细微，小便清白，大便自利，此因思虑过多，中气不足，脾气不能中护，虚火易至上炎，此恙先从咽嗌干燥，饮食妨碍，咳吐痰涎，呼吸不利，斑生苔藓，垒若虾皮，有如茅草常刺喉中，又如硬物嗌于咽下，呕吐酸水，哕出甜涎；甚则舌上白胎，唇生矾色，声音雌哑，喘急多痰。以上等症，皆出于虚火、元气不足中来。"

3. 治则治法

辨别虚实，再定治法。对于邪实者，应辨邪气所在，因势利导，去其有余。根据邪气在表、在内、在上的不同，分别采取发散、下法、吐法的治疗原则。"初起肿痛，寒热交作，头眩拘急者，邪在表也，宜发散。初起肿痛发热，脉有力而便秘者，邪在内也，宜下之。肿痛寒热，口干作渴，脉洪大而有力者，宜发表攻里。咽喉肿痛，痰涎壅甚，唇红口干，邪在上也，宜探吐之。"

对于情况紧急危及生命的病例，还应先行抢救，待危险因素排除后，再行以上治法。"喉闭，痰涎壅塞，气急，口噤难开，先刺少商，后行吐法。已成胀痛，咽喉壅塞，汤水不入，脓已成也，宜急针之。"

正虚者，则应辨阴阳之损，根据具体情况，补其不足。"胀痛微红，脉虚无力，午后痛者属阴虚，宜滋阴降火。肿痛色白，咯吐多涎，上午痛者属阳虚，宜补中健脾。"

（1）内治　虚火之症，由元气不足而来，故不可误投凉药，宜补中益气。中气不足者用补中益气汤加麦冬、五味子、牛子、玄参，肾阴不足者用四物汤加黄柏、知母、桔梗、玄参。

实火宜清咽利膈，清肝清肺，或用针刺放血排脓，或探吐。

清咽利膈汤，玄参解毒汤是实火咽喉病主治方，治积热咽喉肿痛，痰涎壅盛及乳蛾、喉痹、喉痈、重舌、木舌，或胸膈不利，烦躁饮冷，大便秘结等症。

（2）外治　针刺法：陈实功认为："喉闭不刺血，喉风不倒痰，喉痛不放脓，喉痹、乳蛾不针烙，此皆非法。""喉闭痰涎壅塞、气急口噤难开，先刺少商，后行吐法。已成胀痛，咽喉涂塞，汤水不入，脓已成也，宜急针之。"用"喉针长六寸，细柄扁头、锋尖，刺喉脓血者皆善"。因为本病多由肺胃素有积热，又为风热邪毒侵袭，致气血凝滞，热毒壅滞作肿，热灼血肉，以致腐败成脓，脓成之后，即应放脓，以防痈肿自行破裂脓液进入气道的危险。

吹药法：即按照组方原则，将各种不同功用的药物，研成极细的粉末，用小竹管或纸筒，将药末均匀地喷撒在病变部位。吹药时，嘱患者暂屏气，以免药物进入气管引起呛咳。此法药物易制易存，使用方便，故应用范围较广。如用神效吹喉散治疗缠喉风闭塞及乳蛾、喉痹、重舌、木舌等症；冰硼散吹搽患处治疗咽喉、口齿新久肿痛及久嗽痰火咽哑作痛。此方目前临床仍广为应用。

探吐法：用药物机械性刺激咽喉，令其呕吐痰涎，以祛除病邪的方法。具有宣越、发泄、疏通之功。陈实功用此法治咽喉肿痛，痰涎壅盛，"风痰上壅，咽门闭塞，少顷汤水不入，声音不出，此为喉闭、紧喉风是也；用药不及事，先用针刺喉间，发泄毒血，随用桐油饯鸡翎探吐稠痰，务使痰毒出尽，咽门得松，汤药可入，语声得出，乃止"。先用温汤半碗，加入桐油三四匙搅匀，用鸡翎蘸油，探入喉中，连探四五次，其痰涌出，再探再吐，以人苏醒声高为度。

喉裂伤分层缝合术：喉裂伤属于急诊，情况危急，必须及时抢救，否则将危及患者生命安全。陈实功对缝合、止血、包扎等都做了描述："气未绝，身未冷，急用丝线缝合刀口，掺上桃花散，多掺为要；急以绵纸四五层，盖刀口药上，以旧布将头抬起，周围缠绕五六转扎之……待患者气从口鼻通出，以姜五片，人参二钱，川米一合煎汤，或稀粥每日随便食之，接补元气。"

咽异物和食道异物取出术：陈实功还提出了误食异物或异物阻于咽喉、食道的方法，描述具体，操作性强，如误食针刺、铜物、骨鲠等，都一一做了记载。

4. 病案举例

（1）一男子咽喉肿痛，发寒体倦，脉弦有力。此邪在表，以荆防败毒散加牛子、玄参一剂，表证已退，肿痛仍作；又以玄参解毒汤二剂，肿痛减半，又二剂而安。

按语：此医案辨证为实火咽喉病，病位在表，宜先清解疏散表邪，再凉血解毒消肿。

（2）一男子素饮火酒，一时咽喉肿闭，口噤舌强，痰涎壅塞，势颇危急。用针先刺少商二穴，口噤方开；以桐油饯鸡翎探吐稠痰数碗，语声方出。仍用针刺肿上，出紫血钟许，温汤漱净，冰硼散搽之，以凉膈散加芒硝、天花粉利去积热。又以连翘散二剂而安。

按语：此医案是喉闭、紧喉风，辨证为实火，是由于火热痰浊瘀毒互结于咽喉所致。痰涎壅盛，易阻塞气道，致汤水不入、声音不出，此时内服汤药难以速效，应急予针刺法与探吐法，排出脓血，吐出痰毒，使咽喉得松，再行清热解毒化痰之剂内服，方能奏效。

（3）一男子劳甚，咽喉肿痛。自服清咽利膈药不应，诊之脉细而虚，此劳伤虚火之症。朝以补中益气汤加麦冬、五味子、桔梗、玄参，晚以四物汤加黄柏、知母、炒黑干姜，服加童便，不数日，肿痛亦消，疲回咽愈。

按语： 此医案辨证为虚火咽喉病，其咽喉肿痛是由于中气不足，脾气不能中护，虚火上炎所致，宜用补中益气汤补中健脾，升提中气。

（四）口唇病

1. 临床表现

（1）《外科正宗·卷四·鹅口疮第一百十四》指出，"鹅口疮，皆心、脾二经胎热上攻，致满口皆生白斑雪片；甚则咽间叠叠肿起，致难乳哺，多生啼叫。"

（2）《外科正宗·卷四·大人口破第一百十八》指出，口破者，有虚火、实火之分，色淡、色红之别。"虚火者，色淡而白斑细点，甚者陷露龟纹，脉虚不渴；实火者，色红而满口烂斑，甚者腮舌俱肿，脉实口干。"还有"如口舌生疮，舌干黄硬作渴者"。

（3）《外科正宗·卷四·唇风第一百三十九》指出："唇风，其患下唇发痒作肿，破裂流水，不疼难愈。"

2. 病因病机

口唇病多是心、脾、胃三经邪火上攻所致，有虚火、实火之分。

3. 治则治法

鹅口疮，应以"青纱一条裹箸头上，蘸新汲水揩去白胎，以净为度，重手出血不妨，随以冰硼散搽之，内服凉膈之药"。

口破者，"虚火者，四物汤加黄柏、知母、丹皮、肉桂以为引导，从治法也；外以柳花散搽之；实火者，宜凉膈散，外搽赴筵散吐涎则愈；如口舌生疮，舌干黄硬作渴者，加减八味丸以滋化源；俱禁水漱"。

唇风，"宜铜粉丸泡洗，内服六味地黄丸自愈"。

（五）齿病

1. 临床表现

（1）骨槽风（《外科正宗·卷四·骨槽风第五十三》） 初起生于耳前，

连及腮项，痛隐筋骨；久则渐渐漫肿，寒热如疟，牙关紧闭，不能进食。甚则风火邪毒，乘机侵入，循经上灼，邪毒较盛，深袭筋骨，结聚牙槽骨中，遂致牙槽骨受损，腐坏成脓，穿腮而出。

（2）齿病（《外科正宗·卷四·齿病第五十五》） 牙龈红肿疼痛或流血，疼痛可牵连腮颊，导致腮颊肿胀。

（3）走马疳（《外科正宗·卷四·走马疳第一百十一》） 初起齿龈边缘或颊部结硬，红肿疼痛，继之腐烂，色灰白，随即变为黑色，流出紫黑血水，气味臭恶，溃部微疼而痒；若溃烂渐深，则见鼻及鼻翼两旁，或腮和口唇周围出现青褐色，甚则唇腐齿落，腭破腮穿，鼻梁塌陷，或可以从鼻旁烂洞处望见咽部。

2. 病因病机

（1）骨槽风 郁怒思虑过度或恣食膏粱厚味使牙槽筋骨紧急，肌肉腐烂，脓多臭秽。

（2）齿病 齿龈属阳明胃经，多由湿热或风火循胃经上扰所致。

（3）走马疳 多因病后或时行疫病之邪，余毒未清，复感外邪，积毒上攻齿龈所致。

3. 治则治法

（1）骨槽风 内治宜降火化痰、清热消肿，服清阳散火汤；外治，初起先灸使毒气外泄，疮上可敷真君妙贴散或如意金黄散，有脓肿宜针刺之，溃后搽玉红膏以生肌祛腐。

（2）齿病 治宜清胃散火，可选用凉膈散，清胃散。若有出血可用犀角地黄汤。

（3）走马疳 治宜解毒、清热、祛腐，方用芦荟消疳饮；外用人中白散或冰硼散二药搽之。

（六）舌病

1. 临床表现

舌肿满口，坚硬不能转动，或舌下血脉肿胀，状似舌下又生小舌，或舌下生痰包，绵软不硬，作痛不安，甚或流出黄痰。

2. 病因病机

痰包多由痰饮乘火流行凝注舌下而成，重舌是心火妄动而致。

3. 治则治法

内治宜清心降火，用解毒泻心汤。外治，痰包当宜用利剪剪破，用冰硼散搽；重舌、木舌当用针砭去恶血后用冰硼散搽。

九、外科其他疾病

（一）脱疽

脱疽包括现代医学的血栓闭塞性脉管炎、动脉硬化闭塞症、糖尿病足坏疽等疾病，严重影响患者正常的生活和工作，其致残率和致死率较高。

1. 临床表现

脱疽之发，脱者，落也；疽者，黑腐也。陈实功多次对脱疽的临床特点有详细的描述，许多排比句使得脱疽患者的形象跃然纸上，"多生于手足，故手足乃五脏枝干，疮之初生，形如粟米，头便一点黄泡，其皮犹如煮熟红枣，黑气侵漫，相传五指，传遍上至脚面，其疼如汤泼火燃，其形则骨枯筋练，其秽异香难解，其命仙方难活"。形象地说明脱疽病的发病部位"多生足趾，少生手指"，并详尽述及脱疽病的初起证候及迅速蔓延、疼痛剧烈的特点及不良预后，与现代中医外科教科书描述之"患肢皮肤黯红而肿，患趾如煮熟红枣，皮肤上起黄泡，渐变为紫黑色，呈浸润性漫延，甚则五趾相传，波及足背，肉枯筋萎，呈干性坏死，溃破腐烂，创面肉芽不鲜，疼痛异常如汤泼火燃样，彻夜不能眠，常需弯膝抱足而坐"相一致。

2. 病因病机

陈实功在《外科正宗·卷二·脱疽论第十八》指出："夫脱疽者，外腐而内坏也。此因平昔厚味膏粱熏蒸脏腑，丹石补药消烁肾水，房劳过度，气竭耗伤……多致阳精煽惑，淫火猖狂，其蕴蓄于脏腑者，终成燥热火症；其毒积于骨髓者，终为疽毒阴疮。"即为阴虚阳亢、火热内蕴所致，其对病因病机的论述与现代医学对动脉硬化闭塞症、糖尿病足的发病机理认识是相符的。或因"冬月严寒，主使赤脚，履地不敢移，随后血水麻木，次日十指俱紫"。乃由于久居寒湿之地，气血为之凝滞，血脉不通，即寒湿凝滞、血脉壅塞，发为脱疽，血栓闭塞性脉管炎多为此类病因。

因此，陈实功认为脱疽发病有两端，一为厚味膏粱熏蒸脏腑或房劳过度，气竭精伤而导致阴虚阳亢，火热内蕴；一为寒湿凝滞，血脉壅塞。脱疽是五脏六腑及气血病变在体内的表现。四肢为诸阳之末，为人体气血濡养的最远端，因此，五脏六腑及气血病变，会出现络脉气血运行不畅，容易导致远端肢体失于气血濡养而发生坏死。可见，正虚是脱疽发生的主要内因，外在因素是其致病条件。

3. 治则治法

陈实功手术与药物内服、外治结合治疗外科疾病的内外兼顾治疗思想在脱疽临床上得到充分体现，主张内以补肾健脾为原则，外以活血生肌解毒止痛为法，配合灸法、手术切除等综合治疗手段以提高临床疗效。

（1）内治　陈实功在运古方八味丸加味、参术膏、人参养荣汤补肾健脾治疗脱疽的基础上，又创立了治脱疽的解毒济生丹、阴阳二气丹、金液戊土丹等。其中金液戊土丹能治脱疽及疔疮、发背，纵食膏粱浓味法酒，又或丹石补药，勉力房劳，多致积毒脏腑，久则胃汁中干，肾水枯竭，不能上制心火，以致消渴、消中、消肾，饶饮多干，能食多瘦，九窍不通，惊悸健忘。全方具有养阴生津、清热解毒功效，具有预防及治疗脱疽的作用。此外还有解膏粱、金石药毒，杀三尸，除劳热，治烦颠，主安神志、辟瘴、辟瘟及诸邪魅，谵语妄情，失心丧志的功效。

（2）外治　外治上，陈实功创关节切断分离手术，在孙思邈手术治疗脱疽思想基础上创立了肢体关节分断分离手术，载孙思邈"在肉则割，在指则切，即此病也。治之于早，乘其未及延散时，用头发十余根，缠患趾本节尽处，绕扎十余转，渐渐紧之，毋使毒气攻延良肉，随用蟾酥饼放原起粟米头上，加艾灸至肉枯疮死为度。次日，本趾尽黑，方用利刀寻至本节缝中将患趾徐顺取下。血流不住，用如圣金刀散止之，余肿以妙贴散敷之。次日，倘有黑气未尽，单用蟾酥锭研末掺之，膏盖，黑气自退。患上生脓，照常法用玉红膏等药生肉护骨完口，此为吉兆。内服滋肾水，养气血健脾安神之剂，若内外无变症，十中可保其三四矣。"这种先切断患肢的供血，阻止感染向未坏死处侵犯，以灸法促进坏死分离，分界清晰后在趾指关节处行手术分离术的方法，减少了出血，利于手术创面的愈合，在当时的医疗条件下具有较高的科学性，中医外科学临床至今沿用不衰。

4. 病案举例

（1）一客商右足次指生一紫泡，痒痛异常。次日，指甲俱紫欲黑。余曰：此乃肝、肾二经之毒，甲乃肝之余气，甲紫则肝受毒也；骨乃肾之余，肾伤则骨黑，此理甚明。彼又曰：何以致之？予曰：凡人劳疲筋力伤于肝，误服热药伤于肾。傍者曰：情实有此，因彼久客狎妓，常服兴阳等丸，恣情作乐，有此二年矣。余欲辞不治，彼哀告求生，冀得还乡，余令先取妓者顶发十余根，捻线缠扎患指尽处，随将艾炷在紫色处排匀三处，每灸七壮，各放蟾酥饼膏盖过夜，一指皆黑。量其筋骨皮肉俱死，用利刀顺节取脱患指，乃冰冷恶物；预煎甘草汤浸洗良久，候瘀血稍尽，以止血散掺之，次日灸上紫色不退，恐其上延，又以神灯照法照之，候血散皮绉，合蟾酥丸料多加海羊（即蜗牛）研烂敷之，早晚二次，肿不复作，紫色变红，红色溃脓，外用生肌止痛、活血收敛之药。又熬参术地黄膏，朝服接补真元，午服健脾药以回胃气，晚用金液丹以解药毒，如此调理三月而愈。

按语：此案脱疽为房劳过度，气竭精伤，阴虚阳亢，火热内蕴而致。在脱疽的外治治疗上，陈实功开创了肢体关节分断分离手术，对于已坏死的肢体，陈实功先切断患肢的供血，阻止感染向未坏死处侵犯，以灸法促进坏死分离，分界清晰后在趾指关节处行手术分离术的方法是现代外科手术的雏形，具有极高的科学性，对坏疽的治疗与预后起到了重要的作用。

（2）一男仆，冬月严寒，主使赤足履地，不敢移，血冻麻木，次日十指俱紫，又数日，全变黑色，麻木不痛。请视之，强用辛热散寒、活血熏洗等药，终至不应，又延黑脚面，骨节一段甚疼，余曰：后必十指齐脱。其主疑为脱疽也。余曰：似是而非，尚可不妨。今当用桑木火灸之，取其温暖活血，又能解散郁毒，其患渐腐渐脱，自不走散。内服健脾养血之药调理，外用生肌红、黑二膏培长肌肉，百日外愈矣。

按语：此案脱疽为寒湿凝滞，血脉壅塞所致。先用灸法，以温暖活血，解散郁毒；再敷生肌之品，培长肌肉；同时予内服药，健脾养血，扶助正气。

（二）臁疮

臁疮是指发生在小腿下部的慢性溃疡，患病后长年不敛，愈后每易复发。

1. 临床表现

好发于小腿下三分之一处的内外侧。溃疡日久不愈，疮口凹陷，疮面肉色灰白，流溢灰黑脓水，臭秽不堪。

2. 病因病机

臁疮有新久之别，内外之殊。多因湿热下注，瘀血凝滞经络所致，或经久站立、负重远行、过度劳累使气血耗伤，经脉受损而致下肢气血运行无力，气血瘀滞，经脉阻塞而成。

3. 治则治法

（1）内治　发于外侧多服用四生丸、发于内侧多服肾气丸。

（2）外治　外治陈实功创乳香法纸敷贴臁疮疮面，具有活血止痛、润肤生肌作用。再以绢扎以利改善局部血循环，去瘀生新，两者相辅相成，可以加速臁疮疮面的愈合。

（三）肠痈

发生于肠道的痈肿称为肠痈，现代医学中的急慢性阑尾炎、溃疡性结肠炎、克罗恩病均属于肠痈范围。

1. 临床表现

陈实功在《外科正宗·卷三·肠痈第二十八》中详细描述了肠痈的临床表现："初起外症发热恶寒，脉芤而数，皮毛错纵，腹急渐肿，按之急痛，大便坠重，小便涩滞若淋甚者，脐突腹胀，转侧水声，此等并见则内痈已成也。初起未成时，小腹殷殷作痛，俨似奔豚，小便淋涩者，当大黄汤下之，瘀血去尽自安。体虚脉细不敢下者，活血散瘀汤和利之。已成腹中疼痛，胀满不食，便淋刺痛者，薏苡仁汤主之。腹濡而痛，小腹急胀，时时下脓者，毒未解也，用牡丹皮汤治之。如脓从脐出，腹胀不除，饮食减少，面白神劳，此皆气血俱虚，宜八珍汤加牡丹皮、肉桂、黄芪、五味子敛而补之。如积袭日久，因循不识此症，误作胀病治之，以致毒攻五内，肠胃受伤；或致阴器攻烂，腐匾黑斑，色败无脓，每流污水，腹连阴痛，烦躁不止，身热口干，衾帏多臭，卧房难进者，凡犯之俱为不治证。宜斟酌之。"可见，初起上腹部或绕脐周呈持续性隐痛，阵发性加剧或绞痛。病情发展，腹痛加剧，右下腹明显压痛、反跳痛；壮热不退，恶心呕吐，便秘或腹泻，小便短赤，舌苔厚腻而黄，脉洪数。成脓则全腹疼痛，腹胀，大便次数增多，似痢不爽，小便频数似淋，甚至可见腹部膨胀，转侧闻水声，兼见时时汗出，两目下陷，口干而臭。

2. 病因病机

陈实功指出："夫肠痈者，皆湿热瘀血流入小肠而成也。又由来有三，男子暴急奔走，以致肠胃传送不能疏利，败血浊气壅遏而成者一也。妇人产后体虚多卧，未经起坐，又或坐草艰难，用力太过，育后失逐败安，以致败血停积肠胃而成者二也。饥饱劳伤担负重物，致伤肠胃，又或醉饱房欲，过伤精力，或生冷并进，以致气血乖违，湿动痰生，多致肠胃痞塞，运化不通，气血凝滞而成者三也。"这里不仅明确讨论了肠痈发病的直接原因，而且在病理因素的认识上，除热毒、湿热外，更强调了瘀血和结气。

3. 治则治法

陈实功辨治肠痈时，十分重视人体正气，充分运用了扶正托邪的治法。他明确提出肠痈"已溃时时下脓……宜托而补之"，并将益气养阴的七贤散（茯苓、丹皮、山药、山茱萸、熟地黄、人参、黄芪）列为肠痈主治八方之一；在主治方排脓散中用了黄芪，当归薏苡仁汤中用了白芍，牡丹皮散中有人参、黄芪、当归。还将益气、养血及补肾的八珍汤、十全大补汤、八味丸列为肠痈应用方。

陈实功主张肠痈应分期辨证论治，将肠痈分为"未成""已成""已溃"三个阶段。

（1）初期　初期"宜下之"指的是"下瘀血"治法，即论首所说"初起未成时小腹隐隐作痛，俨似奔豚，小便淋涩者，当大黄汤（大黄、朴硝、牡丹皮、白芥子）下之，挤血去尽自安"；"和而利之"是指体虚不能下瘀血的，可用行气和血利下之法，即"体虚脉细不敢下者，活血散瘀汤（川芎、归尾、赤芍、苏木、牡丹皮、枳壳、瓜蒌仁、桃仁、槟榔、大黄）和利之"。

（2）中期 "和而导之"是指的中期治法，即以破瘀除湿、排脓消痈的治法起到和血疏导的作用，如"已成腹中疼痛，胀满不食，便淋刺痛者，薏苡仁汤（薏苡仁、瓜蒌仁、牡丹皮、桃仁、白芍）主之"，它如失笑散（五灵脂、蒲黄）、瓜蒌子汤（薏苡仁、桃仁、牡丹皮、瓜蒌仁）等均是。

（3）后期 "宜托而补之"是指的中期邪实正虚或后期的治法，即补养气血、托毒排脓之意，方如排脓散（黄芪、当归、金银花、白芷、穿山甲、防风、川芎、瓜蒌仁），又如"腹濡而痛小腹急胀，时时下脓者，毒未解也，用牡丹皮散（人参、牡丹皮、白芍、茯苓、黄芪、薏苡仁、桃仁、白芷、当归、川芎、甘草、官桂、木香）治之"。

4. 病案举例

（1）一男子小腹胀痛，里急后重，时时下脓，医作痢疾治之愈重，诊之脉芤而数，此小肠痈也。薏苡仁汤一服，下脓升许，随不坠重，更以牡丹皮散六服而安。

按语：此为肠痈脓成未溃之中期，治以破瘀除湿、排脓消痈的薏苡仁汤。薏苡仁汤是肠痈主治方，牡丹皮散多用于实证。

（2）一妇人腹胀如鼓，脐突寸许，小水涩滞，转侧腹有水声，此内脓已成。用针刺脐上突顶，出脓盆许，以牡丹皮散五六剂，其脓渐少，朝以八味丸，暮以八珍汤加泽泻、牡丹皮、黄芪、破故纸服之，月余而愈矣。

按语：此乃腹腔穿刺术的雏形，内痈外治，针刺排除脓毒，内外并治，共奏其功。

（四）肺痈

肺痈是肺叶生疮，形成脓疡的一种病症，属于内痈。现多归于内科论治。

1. 临床表现

肺痈以咳嗽、胸痛、发热，咯吐腥臭浊痰，甚则脓血相兼为主要临床表现。陈实功认为肺痈根据不同分期，其临床表现皆不同。如《外科正宗·卷二·肺痈第二十四》："初则其候毛耸恶风，咳嗽声重，胸膈隐痛，项强不能转侧者，是其真候也；久则鼻流清涕，咳吐脓痰，黄色腥秽，甚则胸胁胀满，呼吸不利，饮食减少，脉洪自汗。又久嗽劳伤，咳吐痰血，寒热往来，形体消削，咯吐瘀脓，声哑咽痛，其候传为肺痿。"

2. 病因病机

其病因病机主要责之于肺。《外科正宗·卷二·肺痈第二十四》："夫肺痈者，金受火刑之症也。盖肺为五脏华盖，其位至高，其质至清，内主乎气，中主声音，外司皮毛，又兼主乎寿夭。金清而气管深长者，其音自清：其韵自高，其声自洪，此三者主寿，亦主通达；如金浊而气管短细者，其音自焦，其韵自低，其声自小，此三者主夭，亦主蹇滞。故肺金独旺于秋者，应其轻清之候也，倘有所克，其病自生。致患肺痈者，先因感受风寒，未经发越，停留肺中。"

因此，风热上受，自口鼻或皮毛侵犯于飞，或因风寒袭肺，未得及时表散，内蕴不解，郁而化热。亦可因平素嗜酒太过、恣食辛辣煎炸炙煿厚味，邪热郁肺，蒸液成痰，邪阻肺络，血滞为瘀，而致痰热与瘀血互结，酝酿成痈，血败肉腐化脓，肺络损伤，脓疡溃破外泄。

3. 治则治法

肺痈常分为"初起"、"成痈期"、"溃脓期"、"恢复期"四个时期，陈实功主张分期论治。"初则法当清金甘桔汤主之，麦冬清肺饮调之。又久嗽劳伤，咳吐痰血，寒热往来，形体消削，咯吐瘀脓，声哑咽痛，其候传为肺痿，如此者百死一生之病也。治宜知母茯苓汤主之，人参五味子汤调之。又有七情、饥饱、劳役损伤脾肺者，麦冬平肺饮主之，紫菀茸汤调之。又有房欲劳伤，丹石补药消铄肾水者，宜肾气丸主之，金液戊土丹调之。又劳力内伤，迎风响叫，外寒侵入，未经解散致生肺痈者，初起脉浮微数，胸热气粗，寒热往来，咳嗽生痰者，当以小青龙汤主之，麦冬清肺饮调之。通用金鲤汤、蜡矾丸、太乙膏相间服之亦效，如手掌皮粗，六脉洪数，气急颧红，污脓白血，呕哕酸水，鼻煽，不餐饮食者，俱为不治。此症以身凉脉细，脓血交流，痰色鲜明，饮食知味，脓血渐止者俱为无妨，反此则死。"

因此，初起治以清肺散邪，用麦冬平肺饮等；成痈期宜清热解毒，化瘀消痈用宁肺桔梗汤等；溃脓期，应排脓解毒，用排脓汤等；恢复期当养阴益气，扶正祛邪，用知母茯苓汤等。

（五）破伤风

1. 临床症状

破伤风，其患寒热交作，口噤切牙，角弓反张，口吐涎沫；入阴则身凉自汗，伤处反为平陷如故，其毒内收矣。如汗后前症不退，伤处不高，渐醒渐昏，时发时止，口噤不开，语声不出者，终为死候。

2. 病因病机

破伤风是指皮肉损伤，风邪乘虚侵袭经络而引起发痉的一种急性疾病。

3. 治则治法

治宜祛风化痰，定搐止痉。陈实功创玉真散治破伤风，沿用至今，药用南星、防风、白芷、天麻、羌活、白附子，即可内服又可外敷。

十、内服方药的运用规律

（一）内服方药的运用规律

陈实功认为外科疾病外治法只是去标泄毒的效验法，而内服药则是固本断根法[41]。根据疾病初、中、后三期和不同类型的证候表现，《外科正宗》分别提出了不同的内治法。陈实功关于疮疡的治法，灵活多样。结合其发生发展和邪正消长的趋势确立内治消、托、补三法，内治三法中尤重托法。初期宜用消法，如神授卫生汤、内消沃雪汤、内疏黄连汤等；中期宜用托法，如托里消毒散、神功内托散等；后期则用内补法，如八珍汤、十全大补汤之类。内治法中独重脾胃，对疮疡疾患的治疗曾多次强调顾护脾胃与元气。攻邪毋忘脾胃，以"脾胃为要"，同时指出攻伐与护脾并不矛盾。陈实功在治疗外科疾病时选药绝不拘于"痈疽原是火毒生"，而是用药总以调理脾胃、固护气血为本，谨慎使用寒凉之剂，若证必用，则非纯用寒凉攻利而以辛温为辅佐。《外科正宗》治疗乳病还注重养血疏肝，十六个治疗乳病的组方中疏肝方就有六首，如：桔叶散、清肝解郁汤、木香饼、逍遥散、小柴胡汤等。

1. 内服用药注重顾护脾胃

陈实功所著《外科正宗》内服方剂中所用方药多偏温、平，辅以甘味药物。其中入脾、肺经药物使用较多，八法中多用消法、补法、清法。较多使用甘草、当归、川芎、人参、茯苓等药物，《外科正宗》甘温平淡顾护脾胃药的使用频率位居第一。陈实功用药强调"治疮全赖脾土"，治疗疮疡注重应用补气补血顾护脾胃之品。顾护脾胃的思想贯穿在治疗外科疾病方药始终，无论是疮疡初起，还是溃后邪正俱虚，抑或是后期调理选药组方时都有注重调理脾胃。

2. 治法善用内托之法

陈实功辨病施治主张"治外必本诸内"，推崇外病内治。其内治法除从整体观念与辨证论治外，还结合外科疾病的发生、发展和邪正消长的趋势，确立了消、托、补三法，内治三法中尤重托法。他在托法方面的运用颇为全面，如托里温中、托里建中、托里和中、托里清中、托里透脓、托里消毒、托里安神、托里解表、托里排脓、托里定痛等十余种方法较常使用。

陈实功的托法方剂具有以下特色：其托里剂的完整结构为"补益药＋

配伍药＋透脓药＋引经药"。托里剂中的补益药多以补气血为主，体现了他重视气血的学术思想。在其 22 首托里剂中，有 16 首以补益气血为基础药法，4 首以健脾益气为主，2 首补血养阴为基础。可见，陈实功使用托药主要以补益气血和健脾益气为特色。其药物使用最多的是四君子汤和黄芪，其次是四物汤或当归。其配伍药主要有温里散寒药，包括温中散寒、温阳散寒、祛风散寒等；攻坚溃脓药，主要是山甲皂角刺等；清热解毒药，主要有金银花、连翘、黄柏等；止痛药善用乳香、没药，也用罂粟壳。从方剂来看，陈实功喜用神效托里散和透脓散，前者是局方之方，后者乃陈实功自创。

3. 治疮疡常以解表散邪、清热解毒为主

疮疡病位在表，并行属于火毒，故治疮疡常以解表散邪、清热解毒为主要方法。陈实功用药亦注重这一原则。其运用清热药物最多，次为补气药和解表药。《外科正宗》使用寒性药物与苦味药物均远远高于明以前，而与明代相当。《外科正宗》用药与明以前最大区别是，不仅顾护脾胃和补法药物大有提高，而且其寒凉泻下药物的使用亦大幅增加。可见，陈实功治疗疮疡注重脾胃、顾护中气的同时，寒凉药物亦占较大比重。

4. 内服方药运用集明以前外科学之大成

《外科正宗》无论在高频药物还是用药归经、性味、功效方面都居于明代各对照样本之间，聚类分析也多与明代及同代各对照样本聚为一类。《外科正宗》用药之脾经指数、脾胃分治指数均在明代各对照样本之间，这足以说明陈实功用药无太过、亦无不及、据守中道的特点，代表了明代外科内服用药的平均水平，是明以前外科学之集大成者。

（二）常用内服方剂分析

1. 神授卫生汤

组成：羌活八分，防风、白芷、穿山甲、沉香、红花、连翘、石决明（煅）各六分，金银花、皂角刺、归尾、甘草节、花粉各一钱，乳香五分，

大黄（酒拌炒）二钱，脉虚便利者不用。

用法：水二碗，煎八分，病在上部先服药，随后饮酒一杯；病在下部先饮酒一杯，随后服药，以行药势。

功效：宣热散风，行瘀活血，解毒消肿，疏通脏腑。

主治：治痈疽、发背、脑疽、对口、丹瘤、瘰疬、恶毒疔疮、湿痰流注及一切外科疮症。

方解：羌活搜风发表胜湿，防风解表祛风胜湿，白芷发表散风热、活血排脓，连翘散结消肿排脓为疮家要药，甘草节生肌止痛，银花、花粉、大黄清热解毒，归尾、红花行瘀活血，山甲、皂角刺排脓，沉香、乳香行气止痛。诸药相合可宣热散风，行瘀活血，消肿溃肿。此方是陈实功在仙方活命饮的基础上进行加减的变方，是为外科首用方。

2. 蟾酥丸

组成：蟾酥二钱（酒化），轻粉五分，枯矾、寒水石（煅）、铜绿、乳香、没药、胆矾、麝香各一钱，雄黄二钱，蜗牛二十一个，朱砂三钱。

用法：以上各为末，称准，于端午日午时，在净室中先将蜗牛研烂，再同蟾酥和研稠粘，方入各药共捣极匀，丸如绿豆大。每服三丸，用葱白五寸，患者自嚼烂，吐于男左女右手心，包药在内，用无灰热酒一茶盅送下。被盖如人行五、六里，出汗为效，甚者再进一服。另可制成条插入疮口，或做饼贴在疮面。

功效：驱毒、发汗。内服治疗疔、疮初起，外敷可化腐消坚。

主治：治疔疮、发背、脑疽、乳痈、附骨臀腿等疽。

方解：蟾酥、麝香强心活血、镇痛消炎杀菌；乳香、没药调气活血；轻粉、朱砂镇静安神，解毒消肿；明矾燥湿解毒杀虫，寒水石泄热降火、利尿除烦，雄黄镇痛镇痉、杀虫解毒，铜绿杀虫去腐，胆矾祛痰催吐。全方具备宣通经络、行气活血、消炎止痛、解毒退肿等各种作用，即可内服又可外敷。内服佐葱白或黄酒起到发表，调和气血的作用，可使毒气从汗而解。外用蟾酥条插入疮口即神妙拔根方，治脑疽、发背等阴证初起，可使阴疽高肿作疼，助阴为阳，并化腐消坚；蟾酥饼盖疮面，则已溃未溃疮疡都可用，有消肿止痛、化腐生肌之效。

3. 万灵丹

组成：茅术八两，全蝎、石斛、明天麻、当归、甘草（炙）、川芎、羌活、荆芥、防风、麻黄、北细辛，川乌（汤泡，去皮）、草乌（汤泡，去皮尖）、何首乌各一两，明雄黄六钱。

用法：上为细末，炼蜜丸弹子大，有表证相兼者，用连须大葱白九枝煎汤一茶盅，将药一丸乘热化开，通口服尽。无表证相兼者，只用热酒化服。

功效：发汗解表、祛风理湿、温通经络。

主治：治痈疽、疔毒、对口、发颐、风湿、风温、湿痰流注、附骨阴疽、鹤膝风等症。

方解：痈肿疮疡多起于荣卫不调，气血凝滞，治当辛温发散，活血通络。羌活、荆芥、防风、麻黄、细辛辛温发表，使毒气从汗而解。川乌、草乌其性大热，止痛散寒力大。白术补气，当归、川芎补血活血，首乌、石斛补阴，诸药相合补益气血，调和荣卫。又佐以全蝎、天麻搜风顺气，雄黄解毒消炎散肿。陈实功常在疮疡初起用万灵丹解表发汗，使毒气从汗而解。亦常用治附骨疽风寒湿邪初起，恶寒发热、筋骨疼痛，以及麻风初起，麻木不仁等证。

4. 内疏黄连汤

组成：木香、黄连、山栀、当归、黄芩、白芍、薄荷、槟榔、桔梗、连翘各一钱，甘草五分，大黄二钱。

用法：水二茶盅，煎八分，食前服，可加蜜二匙同服。

功效：清火解毒，通二便，除里热。

主治：用于痈疽热毒在里，发热作呕，大便秘涩，烦躁饮冷，干呕心烦，舌干口苦，六脉沉实有力等证。

方解：方用黄连、黄芩、栀子清里热，桔梗、连翘清热消痈，大黄、槟榔清热导滞，佐以木香、当归、白芍行气补血。适用于痈疽内热甚者，以清热、通利、消肿，是寒下之剂。

5. 黄连解毒汤

组成：黄连、黄芩、黄柏、山栀、连翘、甘草、牛蒡子各等分。

用法：水二盅，灯心二十根，煎八分，不拘时服。

功效：清热解毒护心。

主治：治疗毒入心，内热口干，烦闷恍惚，脉实。

6. 琥珀蜡矾丸

组成：白矾一两二钱，黄蜡一两，雄黄一钱二分，琥珀（另研极细）一钱，朱砂一钱二分，蜂蜜二钱。

用法：上四味，先碾极细，另将蜜、蜡在铜勺内熔化，离火片时，候蜡四边稍凝时，方入上药搅匀，共成一块，火上微烘，急丸如小寒豆大，以朱砂为衣，瓷罐收贮。每服20～30丸，食后用白汤送下。病甚者，早、晚日进二次。

功效：解毒护心。

主治：用于痈疽、发背已成未脓时，防止毒气内攻。

方解：白矾即可酸苦涌泄，吐利风热之痰涎，又有解毒之功效，琥珀、朱砂定心安神，雄黄解毒祛痰。此方可散血解毒，防止疮毒不能外出而内攻的现象发生，是护心缓治之方。

7. 疗毒复生汤

组成：牡蛎、山栀、银花、木通、连翘、牛蒡子、乳香、没药、角刺、花粉、大黄、地骨皮各八分。

用法：水、酒各一茶盅，煎一半，食远服。脉实便秘者加朴硝。

功效：消肿透脓，清热解毒，表里双解。

主治：治疗毒走黄，头面发肿，毒气内攻，烦闷欲死者。

8. 七星剑

组成：野菊嫩头、苍耳头、豨莶草、半枝莲、地丁草各三钱，麻黄一钱，紫河车二钱。

用法：用好酒一斤，煎至一碗，滤清热服，被盖出汗为度。

功效：清热解毒。

主治：治十三种疔疮。初起憎寒作热，恶心呕吐，肢体麻木，痒痛非常，心烦作躁，甚者昏愦，急宜服之。

9. 加减鼠粘子汤

组成：鼠粘子、天花粉、知母、荆芥、山栀各六分，甘草三分。

用法及加减：水二盅，淡竹叶、灯心各二十件煎服。身热加柴胡、黄芩，有痰加麦冬、贝母，咽哑加玄参、桔梗，切牙加薄荷、石膏，便秘加蜂蜜、玄明粉，昏愦加黄连、朱砂，痂枯加当归、生地，恋疤加蝉蜕、川芎。

功效：清热解毒。

主治：痘疗。

10. 柴胡清肝汤

组成：川芎、当归、白芍、生地黄、柴胡、黄芩、山栀、天花粉、防风、牛蒡子、连翘、甘草节各一钱。

用法：水二盅，煎八分，食远服。

功效：清肝解郁。

主治：治痈疽疮疡，由肝火而成者，如鬓疽、瘰疬、腋痈、胁痈等症。

方解：在养血清热的基础上加入清肝之药。陈实功常用此方治疗鬓疽、瘰疬、乳痈等因肝郁化火而生者。

11. 梅花五气丹

组成：梅花片、当门麝各五分，轻粉、辰砂各六分，乳香、没药、瓜儿竭、明雄黄各一钱，真酥散（预于端午前寻之，至午日，取酥）二钱，用头男乳调膏。

用法：先用美馔食饱，用无根水漱净口内；再含水一口，少顷待温，用葱白五寸同水嚼烂咽下，随将药饼安放舌下，睡于暖处，以被覆盖，药化苦水，徐徐咽之。

功效：清热解毒、消肿止痛。

主治：治脑疽、发背、诸般疔肿，初起寒热交作，筋骨疼痛，有似伤风，恶心呕吐，但未成脓者。

方解：梅花片即上等冰片，此丹主要以冰片、朱砂、雄黄清热解毒消肿，蟾酥、麝香之温，散热消肿，解疔疮之毒，配乳香、没药、血竭行淤活血止痛。但是猛药较多，故服用方法尤其讲究，先用美食馔饱即是防止药物伤脾胃，用葱白同服，服后盖暖以助汗出排毒。

12. 防风解毒汤

组成：防风、荆芥、桔梗、牛蒡子、连翘、甘草、石膏、薄荷、枳壳、川芎、苍术、知母各一钱。

用法：水二盅，灯心二十根，煎八分，食后服。

功效：疏风散寒，行气豁痰。

主治：风毒风痰之瘰疬。

13. 益气养荣汤

组成：人参、茯苓、陈皮、贝母、香附、当归、川芎、黄芪、熟地、白芍各一钱，甘草、桔梗各五分，白术二钱，生姜三片，大枣二枚。

用法：水二盅，煎八分，食远服。

功效：化痰理气，补气生血。

主治：思虑太过，神气受伤所导致的瘰疬。

14. 夏枯草汤

组成：夏枯草二钱，当归三钱，白术、茯苓、桔梗、陈皮、生地、柴胡、甘草、贝母、香附、白芍各一钱，白芷、红花各三分。

用法：先用夏枯草、水三碗，煎至二碗，滤清；同药煎至八分，食后服。将药渣同前夏枯草渣共再煎六、七分，临卧时入酒半小钟和服。饮食须忌口。

功效：疏肝理气，消肿散坚。

主治：治瘰疬马刀，不问已溃未溃，或已溃日久成漏，形体消瘦，饮食不甘，寒热如疟，渐成痨瘵并效。

15. 普济消毒饮

组成：黄芩、黄连各二钱，人参一钱，陈皮（去白）、玄参、甘草、柴胡、桔梗（炒），各一钱五分，连翘、牛蒡子、马勃、板蓝根、升麻、僵蚕各五分。

用法：水二盅，煎八分，食后服。如大便燥加酒煨大黄一钱或二钱，以利为度。

功效：清热解毒，疏风散邪。

主治：治时毒、疫疬初觉憎寒发热，肢体沉重，次传头面作肿；或咽喉不利，舌干口燥，烦渴不宁。

16. 五利大黄汤

组成：大黄（煨）、黄芩、升麻各二钱，芒硝、栀子各一钱二分。

用法：水二盅，煎八分，空心服，未利者，渣再煎服。

功效：清热泻火。

主治：治丹毒焮肿赤痛，烦渴便秘，脉实有力。

17. 柴胡葛根汤

组成：柴胡、天花粉、干葛、黄芩、桔梗、连翘、牛蒡子、石膏各一钱，甘草五分，升麻三分。

用法：水二盅，煎八分，不拘时服。

功效：清热消肿止痛，疏风散邪。

主治：治颐毒表散未尽，身热不解，红肿坚硬作痛。

18. 三因胜骏丸

组成：附子一枚（一两之外制之），当归、明天麻、牛膝、酸枣仁、熟地（捣膏）、防风各二两，木瓜四两，全蝎（净身），一两，麝香一钱，乳香、木香、没药、羌活、甘草（炙）各五钱，槟榔、川萆、肉苁蓉、破故纸、巴戟（去心）、苍术各一两。

用法：上为细末，炼蜜丸桐子大，每服七十丸，空心淡盐汤、温酒任下。

功效：温暖散寒，祛风除湿。

主治：治元气不足，真气虚弱，及诸虚被寒，湿气侵袭，手足拳挛，脚趾连脚面拘急，走注疼痛，筋脉不伸，行步不随。常服益真气、壮筋骨、黑髭须、滑皮肤，一切足弱、鹤膝风症，膝愈大而腿愈细并治。

19. 托里消毒散

组成：人参、川芎、白芍、黄芪、当归、白术、茯苓、银花各一钱，白芷、甘草、皂角刺、桔梗各五分。

用法：水二盅，煎八分，食远服。脾弱者，去白芷，倍人参。

功效：补益气血，托里解毒。

主治：痈疡邪盛，正虚不能托毒之证。痈疮平塌，化脓迟缓；或脓成难溃，腐肉不去，新肉不生；或溃后脓水稀少。并见身热神倦，面色少华，脉数无力。

方解：以上诸症均是气血不足所致，所以治当补益气血，托毒消痈。黄芪、人参、白术、茯苓、甘草健脾益气，托毒排脓；当归、川芎、白芍养血活血。两组药合用以气血双补，扶正托毒。皂角刺、桔梗、白芷透脓溃坚；银花清热解毒，使脓出毒泄，痈肿消散。本方是用于疮疡成脓期托法的主要方剂。

20. 竹叶黄芪汤

组成：黄芪、甘草、黄芩、川芎、当归、白芍、人参、半夏、石膏、麦冬各八分，淡竹叶十片，生地黄一钱。

用法：水二盅，姜三片，灯心二十根，煎八分，食远温服。

功效：滋阴生津清热。

主治：疮疡热毒又兼阴液不足，热甚口渴者。

方解：在活血补气药中加入麦冬、竹叶、生地以滋阴生津清热，治疮疡热毒之症。还可随症加入知母、芦根、玄参、连翘等药，加大清热滋阴的力度。

21. 神功内托散

组成：当归二钱，白术、黄芪、人参各一钱五分，白芍、茯苓、陈皮、附子各一钱，木香、甘草（炙）各五分，川芎一钱，山甲（炒）八分，煨姜三片，大枣二枚。

用法：水二茶盅，煎八分，食远服。

功效：益气养血，托毒排脓。

主治：痈疽等气虚不能托毒外出兼寒症者。

方解：本方与托里消毒散类似，也是托毒外出之方剂，但是少银花，多了附子、木香、煨姜，主要用于疮疡寒湿之毒。

22. 黄芪内托散

组成：黄芪二钱，当归、川芎、金银花、皂角针、穿山甲、甘草节各一钱。

用法：水二盅，煎八分，入酒一杯，食前服。

功效：托脓排毒。

主治：臀痈欲溃脓时。

23. 透脓散

组成：黄芪四钱，山甲（炒末）一钱，川芎三钱，当归二钱，皂角针一钱五分。

用法：水二盅，煎一半，随病前后幅，临入酒一杯亦好。

功效：益气养血，托毒溃脓

主治：气血不足，痈疽、诸毒内脓已成，不穿破者。

方解：正气不足，气血衰弱，则化脓缓慢，机体无力托脓外出，所以治宜补益气血，活血化瘀，溃坚排脓。黄芪甘温，大补元气而托毒排脓。当归养血活血，川芎活血行气、化瘀通络。穿山甲、皂角刺善于消散穿透，可直达病所，软坚溃脓。

24. 托里定痛散

组成：归身、熟地、乳香、没药、川芎、白芍、肉桂各一钱，粟壳（泡去筋膜，蜜炒）二钱。

用法：水二盅，煎八分，随病上下，食前后服之。

功效：活血补血，温经止痛

主治：治痈疽溃后，血虚疼痛不可忍者。

方解：乳香、没药、粟壳皆是止痛要药，"不荣则痛"故合四物汤以补血达到止痛目的。

25. 十全大补汤

组成：人参、黄芪、白芍、肉桂、川芎、熟地、当归、白术、茯苓各一钱，甘草（炙）五分。

用法：水二盅，姜三片，枣二枚，煎八分，食前服。

功效：大补气血。

主治：疮疡气血虚弱，溃疡脓液清稀，盗汗自汗，食少体倦。

方解：本方即是四君子汤合四物汤加黄芪、肉桂，气血双补。疮疡乃破漏之病，后期气血亏损尤为严重，陈实功常用此方于溃疡后期以大补气血。

26. 保元大成汤

组成：人参、白术、黄芪（蜜水拌炒）各二钱，茯苓、白芍、陈皮、归身、甘草（炙）、附子、山萸肉、五味子各一钱，木香、砂仁各五分，煨姜三片，枣三枚。

用法：水二盅，煎八分，食远服

功效：温补气血，敛疮生肌

主治：治溃疡元气素虚，精神怯弱，或脓水出多，神无所主，以致睡卧昏倦，六脉虚细，足冷身冷，便溏或秘，胸膈或宽或不宽，舌虽润而少津，口虽食而无味，疮弦不紧，肉色微红。

方解：方中用人参、黄芪、白术、茯苓、炙甘草、大枣大补元气，资助化源，摄津生肌。附子、煨姜温振中阳，祛散寒凝，合则温补并进，大振元阳之气。当归、白芍、山茱萸养血益阴，以生肌长肉。山茱萸合五味子酸收温涩，收敛气阴，以敛疮收口。又以陈皮、砂仁、木香理气醒脾，并防呆补滞气。诸药合用，阴阳气血并补，尤以大补元气为主，共奏敛疮生肌之效。

27. 人参清神汤

组成：人参、黄芪、当归、白术、麦门冬、陈皮、茯苓、地骨皮、远志各一钱，甘草、柴胡、黄连各五分。

用法：水二茶盅，糯米一撮，煎八分，食远服。

功效：降火清心，保扶元气。

主治：治疗疮溃脓后，余毒未尽，五心烦躁，精神恍惚不宁，言语睡卧不清。

28. 先天大造丸

组成：紫河车（酒煮，捣膏）一具，熟地黄（酒煮，捣膏）四两，归身、茯苓、人参、枸杞、菟丝子、肉苁蓉（酒洗，捣膏）、黄精、白术、何首乌（去皮，用黑豆同蒸，捣膏）、川牛膝、仙茅（浸去赤汁，蒸熟去皮，捣膏）各二两，骨碎补（去毛，微炒）、川巴戟（去骨）、破故纸（炒）、远志（去心，炒）各一两，木香、青盐各五钱，丁香三钱，黑枣肉二两。

用法：上为细末，炼蜜丸如桐子大，每服七十丸，空心温酒送下。

功效：大补阴阳气血。

主治：阴证疮疡，流注成漏，补气血虚羸，劳伤内损。

29. 八仙糕

组成：人参、山药、茯苓、芡实、莲肉各六两，糯米三升，粳米七升，白糖霜二斤半，白蜜一斤

用法：上药为细末，与白糖、白蜜和匀，蒸熟切条烘干贮存。每日清早用白汤泡用数条，或干用亦可。

功效：健脾养胃，补气止泻。

主治：治痈疽脾胃虚弱，精神短少，饮食无味，食不作饥，及平常无病、久病但脾虚食少、呕泄者。

方解：此乃食疗方，方中各味药均是药食两用，平补脾胃，脾胃的强弱关系到气血的盛衰，所以陈实功说"外科尤以调理脾胃为要"，大疮溃后，气血两虚，脾胃并弱，八仙糕即可接补真元，培助根本。

30. 海藻玉壶汤

组成：海藻、贝母、陈皮、昆布、青皮、川芎、当归、半夏、连翘、

甘草节、独活各一钱，海带五分。

用法：水二盅，煎八分，量病上下，食前后服之。服药期间宜忌荤腥，节房事。

功效：化痰软坚、消瘿散结。

主治：瘿瘤初起，元气未虚者，或肿或硬，或赤不赤，但未破的气滞痰凝之瘿瘤。

方解：陈实功认为，"夫人生瘿瘤之症，非阴阳正气结肿，乃五脏瘀血，浊气痰滞而成"，所以治瘿瘤"初起自无表里之症相兼，但结成形者，宜行气散血。已成无痛无痒，或软或硬色白者，痰聚也，行痰顺气"。方用海藻、昆布、海带化痰软坚，消散瘿瘤为君药。半夏、贝母化痰理气，青皮、陈皮疏肝理气，当归、川芎活血调营，活血理气以助消瘿散结。佐以独活宣通经络，连翘清热解毒，消肿散结。

31. 十全流气饮

组成：陈皮、赤茯苓、乌药、川芎、当归、白芍各一钱，香附八分，青皮六分，甘草五分，木香三分。

用法：姜三片，枣二枚，水二盅，煎八分，食远服。

功效：疏肝解郁，健脾理气。

主治：因忧郁伤肝，思虑伤脾，而生的气瘿、肉瘤等症。

32. 清肝芦荟丸

组成：川芎、当归、白芍各二两，生地（酒浸，捣膏）二两，青皮、芦荟、昆布、海粉、甘草节、牙皂、黄连各五钱。

用法：神曲糊为丸，如梧桐子大，每服八十丸，白滚汤量病上下、食前后服之。

功效：理气消肿。

主治：恼怒伤肝，致肝气郁结为瘤。

33. 芩连二母丸

组成：黄连、黄芩、知母、贝母、川芎、当归、白芍、生地、熟地、蒲黄、羚羊角、地骨皮各等分，甘草减半。

用法：侧柏叶煎汤，打寒食面为丸如桐子大，每服七十丸，灯心汤送下。

功效：清热活血。

主治：血瘤。

34. 顺气归脾丸

组成：陈皮、贝母、香附、乌药、当归、白术、茯神、黄芪、酸枣仁、远志、人参各一两，木香、甘草（炙）各三钱。

用法：合欢树根皮四两煎汤煮老米糊，丸如桐子大，每服六十丸，食远白滚汤送下。

功效：补脾胃，理气机。

主治：脾气郁结之肉瘤。

35. 通气散坚丸

组成：陈皮、半夏、茯苓、甘草、石菖蒲、枳实炒、人参、胆南星、天花粉、桔梗、川芎、当归、贝母、香附、海藻、黄芩（酒炒）各等分。

用法：上为末，荷叶煎汤，跌为丸寒豆大，每服一钱，食远灯心二十根、姜三片泡汤送下。

功效：顺气消瘿。

主治：治气瘤，忧郁伤肺，致气浊而不清，聚结而成，色白不赤，软而不坚。

36. 和荣散坚丸

组成：归身、熟地、茯神、香附、人参、白术、橘红各二两，贝母、南星、酸枣仁、远志、柏子仁、丹皮各一两，龙齿一对（煅，无龙齿，鹿角尖二两煅代之），芦荟、角沉各八钱，朱砂六钱（为衣）。

用法：上为细末，炼蜜丸桐子大，每服八十丸，食后用合欢树根皮煎汤送下。

功效：调和营血，散坚开郁。

主治：用于失荣症

37. 清凉甘露饮

组成：犀角、银柴胡、茵陈、石斛、枳壳、麦门冬、甘草、生地、黄芩、知母、枇杷叶各一钱。

用法：水二盅，淡竹叶、灯心各二十件，煎八分，食后服。

功效：滋阴消肿。

主治：治茧唇高突坚硬，或损破流血，或虚热生痰，或渴症久作。

38. 牛蒡子汤

组成：陈皮、牛蒡子、山栀、金银花、甘草、栝蒌仁、黄芩、天花粉、连翘、角针各一钱，柴胡、青皮各五分。

用法：水二盅，煎八分，入酒一杯和匀，食远服。

功效：清热消肿止痛。

主治：乳痈结肿疼痛，未成脓者。

方解：此方是乳痈通治之方。乳痈多因忧郁伤肝，肝气凝滞而为肿，故用柴胡、陈皮、青皮理肝气散郁结。初起烦渴呕吐，寒热交作，肿痛不堪。牛蒡子疏散风热，消肿止痛，栀子、银花、黄芩清热解毒，花粉、连翘解毒消痈，角针透脓。

39. 橘叶散

组成：柴胡、陈皮、川芎、山栀、青皮、石膏、黄芩、连翘各一钱，甘草五分，橘叶二十个。

用法：水二盅，煎八分，食远服，渣再煎服。

功效：疏肝理气，清热消肿。

主治：乳痈。

40. 回乳四物汤

组成：川芎、当归、白芍、熟地各二钱、麦芽（炒为粗末）二两。

用法：水二盅，煎八分，食远服。

功效：回乳。

主治：治产妇无儿吃乳，致乳汁肿胀，坚硬疼痛难忍。

41. 下乳天浆散

组成：川芎、当归、白芍、熟地、茯苓、天花粉、甘草、王不留行（炒）、麦门冬、漏芦、穿山甲（炒）、通草各一钱。

用法：用健猪前蹄一只，煮蹄烂，取汁两碗，同药煎至碗半，二次顿热，食远服之。

功效：补血通乳。

主治：治乳母元气虚弱，乳汁微少，或生儿日久乳少。

42. 防风秦艽汤

组成：防风、秦艽、当归、川芎、生地、白芍、赤茯苓、连翘各一钱，槟榔、甘草、栀子、地榆、枳壳、槐角、白芷、苍术各六分。

用法：水二盅，煎八分，食前服，便秘者加大黄二钱。

功效：清热疏风止血。

主治：治痔疮不论新久，肛门便血，坠重作疼者。

43. 提肛散

组成：川芎、归身、白术、人参、黄芪、陈皮、甘草各一钱，升麻、柴胡、条芩、黄连、白芷各五分。

用法：水二盅，煎八分，食远服，渣再煎服。

功效：补中益气。

主治：治气虚肛门下坠，及脱肛、便血、脾胃虚弱。

44. 当归郁李汤

组成：当归、郁李仁、泽泻、生地黄、大黄、枳实、苍术、秦艽各一钱，麻子仁（研）一钱五分，皂角一钱。

用法：水二盅，煎八分，空心服。

功效：活血化瘀消肿。

主治：治痔大便结燥，大肠下坠出血，苦痛不能忍。

45. 三黄二地汤

组成：生地黄、熟地各一钱半，苍术、厚朴、陈皮、黄连、黄柏、黄芩、归身、白术、人参各一钱，甘草、防风、泽泻、地榆各六分，乌梅二个。

用法：水二盅，煎八分，食前服。

功效：清热止血。

主治：治肠风诸痔，便血不止；及面色萎黄，四肢无力。

46. 粟壳散

组成：粟壳（温汤泡去内穰，去蒂切丝，蜜水拌炒）二钱，当归、陈皮、秦艽、黄芪、生地黄、熟地各一钱，黄柏、黄芩、人参、苍术、厚朴、升麻各六分，荷叶蒂七个，甘草五分，地骨皮一钱二分。

用法：水二盅，煎八分，食前服。或为细末，每服二钱，空心温酒调服。

功效：清热止血止痛。

主治：诸痔作疼及肠风下血。

47. 胡连追毒丸

组成：胡黄连一两（切片，姜汁拌炒），刺猬皮一两（炙，切片再炒黄为末），麝香二分

用法：软饭为丸麻子大，每服一钱，食前酒下

功效：清热解毒，消肿生肌。

主治：痔漏。

48. 黄连闭管丸

组成：胡黄连（净末）一两，穿山甲（麻油内煮黄色）、石决明（煅）、槐花（微炒）各末，五钱

用法：炼蜜丸如麻子大，每服一钱，空心清米汤送下，早晚日进二服。如漏之四边有硬肉突起者，加蚕茧二十个，炒末和入药中。

功效：清热止血，消肿生肌。

主治：痔漏。

49. 黄连除湿汤

组成：黄连、黄芩、川芎、当归、防风、苍术、厚朴、枳壳、连翘各一钱，甘草五分，大黄、朴硝各二钱。

用法：水二盅，煎八分，空心服。

功效：清热除湿。

主治：肛痈。

50. 凉血地黄汤

组成：川芎、当归、白芍、生地、白术、茯苓各一钱，黄连、地榆、人参、山栀、天花粉、甘草各五分。

用法：水二盅，煎八分，食前服。

功效：清热凉血。

主治：肛痈。

51. 九龙丹

组成：儿茶、血竭、乳香、没药、巴豆（不去油）、木香各等分。

用法：加蜜调丸如寒豆大，每服九丸，空心热酒一杯送下。

功效：活血化瘀，消肿止痛。

主治：肛痈。

52. 消风散

组成：当归、生地、防风、蝉蜕、知母、苦参、胡麻、荆芥、苍术、牛蒡子各一钱，甘草、木通各五分。

用法：水二盅，煎八分，食远服

功效：疏风养血，清热除湿。

主治：治风湿浸淫血脉，致生疮疥，瘙痒不绝，及大人小儿风热瘾疹，变身云片斑点。

方解：方中荆芥、防风、牛蒡子、蝉蜕开发腠理，透解郁滞肌肤的风毒之邪而止痒，共为君药，乃"痒自风来，止痒必先疏风"之意。因湿热相搏津水流溢，故以苍术辛苦散风祛湿；苦参苦寒清热燥湿，木通渗利湿热，共为臣药；风热克于肌肤，郁而生热，故以石膏、知母清热泻火。因风毒之邪于湿热相搏易伤阴耗血，而疏风药荆芥、防风、蝉蜕、牛蒡子和祛湿药苍术、木通等药也易伤阴耗血，加之风毒湿热相搏于肌腠，浸淫血脉，恐致气血运行不畅，故以当归和营活血，生地清热凉血，胡麻仁润燥养血，寓"治风先治血"之意。本方集疏风、养血、清热、祛湿四法于一炉，即可疏散风毒之邪从外而出，又可清热祛湿，尤能渗利湿热从下而去；即可祛邪，又可扶正。本方多用于荨麻疹、皮炎、皮肤瘙痒症、银屑病、扁平疣、疥疮、急性肾炎等属风毒湿热为患者。

53. 当归饮子

组成：当归、川芎、白芍、生地、防风、白蒺藜、荆芥、何首乌各一钱，黄芪、甘草各五分。

用法：水二盅，煎八分，食远服。

功效：养血祛风。

主治：用于血虚风燥型的疥疮、湿疹、牛皮癣、白屑风瘙痒疼痛。

方解：当归、川芎、白芍、生地、首乌养血润燥，防风、荆芥、白蒺藜疏散风邪，黄芪、甘草补气以助行血之功。

54. 顽癣浮萍丸

组成：紫背浮萍、苍术、苍耳草各二两，苦参四两，黄芩、僵蚕各一两，钩藤一两五钱，豨莶草二两，酒蒸。

用法：共为末，酒糊丸，白滚汤每服二钱，随病上下服。

功效：杀虫止痒。

主治：顽癣。

55. 祛风换肌丸

组成：威灵仙、石菖蒲、何首乌、苦参、牛膝、苍术、大胡麻、天花粉各等分，甘草、川芎、当归减半。

用法：上为末，新安酒跌丸绿豆大，每服二钱，白汤送下，忌牛肉、火酒、鸡、鹅、羊等发物。

功效：祛风止痒，收湿杀虫。

主治：治白屑风及紫白癜风、顽风顽癣、湿热疮疥、一切诸疮。

56. 苦参丸

组成：苦参一斤，大风子肉六两，荆芥十六两，防风、白芷各六两，全蝎、何首乌、白附子、枸杞子、威灵仙、当归、大胡麻、川芎、蒺藜、大皂角、川牛膝、牛蒡子、独活各五两，蔓荆子、风藤、羌活、连翘、苍术、天麻、杜仲、草乌（泡去皮尖）、甘草各三两，人参一两，砂仁二两，白花蛇二两（切片炙黄）。

用法：上药共为细末，醋打老米糊为丸，梧桐子大，每服三、四十丸，温酒食前后任下。

功效：疏风养血，杀虫止痒。

主治：麻风病。

57. 麻风药酒方

组成：防风、当归、虎骨、秦艽、羌活、苦参、牛膝、僵蚕、松节、鳖甲、苍术、枸杞子、白茅根各二两，草麻子仁一两。

用法：泡酒服用。

功效：疏风养血。

主治：麻风病

58. 仙遗粮汤

组成：仙遗粮（即俗称土茯苓）四两，防风、荆芥、川芎、当归、天花粉、金银花、白蒺藜、薏苡仁、威灵仙各一钱，山栀、黄连、连翘、干葛、白芷、甘草、黄芩各六分，牛膝（下部加）。

用法：水三碗，煎二碗，量病上下，食前后服。渣再煎一碗，服后饮酒一杯，忌牛肉、火酒、房事

功效：解毒消肿止痛。

主治：治杨梅结毒，初起筋骨疼痛已破，肌肉溃烂者。

59. 加味遗粮汤

组成：川芎、当归、防风、薏苡仁、木瓜、金银花、木通、白鲜皮、苍术、威灵仙各一钱，甘草五分，皂荚子五个（切片微炒），仙遗粮二两，人参疮久气虚者加。

用法：水二碗，煎八分，量病上下，食前后服。腿脚之下加牛膝一钱

功效：解毒利湿，通利关节

主治：杨梅疮初起筋骨疼痛

60. 解毒天浆散

组成：天花粉二钱，防风、防己、皂角针、白鲜皮、连翘、川芎、当归、风藤、木瓜、金银花、蝉蜕、薏苡仁各一钱，甘草五分，土茯苓二两，牛膝（下部加）。

用法：水二盅，煎八分，临服入酒一杯，量病上下服之。

功效：清热利湿，解毒止痛。

主治：治杨梅疮不问新久，遍身溃烂及筋骨作疼者。

61. 消风脱甲散

组成：番白草、红花、甘草、威灵仙、山栀、蟾蜍、连翘、皂角针、大风子肉、薄荷、风藤、金银花、冬瓜皮、木通、苍术各一钱、土茯苓四两。

用法：水三碗，煎二碗，二次服用。好酒一大杯过口，渣再煎服。

功效：疏风清热，利湿止痛。

主治：治杨梅结毒，筋骨疼痛，腐烂作臭，气血壮实者。

62. 结毒紫金丹

组成：龟板（放炭火上炙焦，用新安酒浆，浓笔蘸浆涂上，反复炙涂三次，以焦黄为末）二两，石决明（用九孔大者，煅红，童便内溃之，为末）、朱砂（明亮者，为末）各二钱。

用法：碾极细，烂米饭为丸麻子大，每服一钱，量病上下，食前后、筋骨疼痛酒下，腐烂者土茯苓汤下。

功效：滋阴解毒。

主治：治远年近日杨梅结毒，筋骨疼痛，日久腐烂，臭败不堪闻；或咽喉唇鼻破坏，诸药不效者。

63. 芦荟丸

组成：胡黄连、黄连、芦荟、白芜荑、青皮、白雷丸、鹤虱草各一两，麝香一钱，木香三钱。

用法：上为末，蒸饼糊丸如麻子大，每服一钱，空心清米汤送下。

功效：清热解毒杀虫。

主治：治下疳溃烂作痛。又治妇人阴蚀疮作痒，及小儿肝积发热，口鼻生疮，牙龈蚀烂等症。

64. 清肝渗湿汤

组成：川芎、当归、白芍、生地、山栀、黄连、连翘、龙胆草各一钱，银柴胡、泽泻、木通各六分，滑石二钱、芦荟五分，甘草三分，防风八分。

用法：水二盅，淡竹叶、灯心各二十件，煎八分，食前服。

功效：清热利湿，疏肝理气。

主治：治囊痈、阴疮，肝经郁滞，邪火流行，致阴肿痛，小水不利，发热焮痛或风热作痒。

65. 龙胆泻肝汤

组成：龙胆草、连翘、生地黄、泽泻各一钱，车前子、木通、归尾、山栀、甘草、黄连、黄芩各五分，大黄二钱，便秘加。

用法：水二盅，煎八分，食前服。

功效：泻肝胆实火，清下焦湿热。

主治：治肝经湿热，玉茎患疮，或便毒、悬痈，小便赤涩，或久溃烂不愈。又治阴囊肿痛，红热甚。

66. 滋阴内托散

组成：当归、川芎、白芍、熟地、黄芪各一钱半，皂角针、泽泻、穿山甲各五分。

用法：水二盅，煎八分，食前服。

功效：滋阴托脓。

主治：治囊痈已成，肿痛发热。

67. 木香补肾丸

组成：淮庆生地四两（酒煮，捣膏），菟丝子、肉苁蓉、黄精、黑枣肉、牛膝、蛇床子（微炒）、茯苓、远志各一两二钱，当归身二两四钱，丁香三钱，大茴香、木香各六钱，枸杞子一两五钱，巴戟、杜仲各一两，青盐五钱，人参五钱。

用法：上为细末，炼蜜丸如梧桐子大，每服六、七十丸，空心温酒送下。

功效：滋阴填精，益气壮阳。

主治：疝气偏坠，精寒血冷。

68. 清咽利膈汤

组成：连翘、黄芩、甘草、桔梗、荆芥、防风、山栀、薄荷、金银花、黄连、牛蒡子、玄参各一钱，大黄、朴硝各二钱。

用法：水二盅，煎八分，食远服。

功效：清热解毒利咽。

主治：治积热咽喉肿痛，痰涎壅盛及乳蛾、喉痹、喉痈、重舌、木舌。

69. 少阴甘桔汤

组成：桔梗二钱，甘草一钱，陈皮、川芎、黄芩、柴胡、玄参各六分，羌活、升麻各四分。

用法：水二盅，葱白一根，煎八分，不拘时服。

功效：疏风清热，利咽。

主治：治少阴咽痛、头眩、脉沉细而身犹热者

70. 辛夷清肺饮

组成：辛夷六分，黄芩、山栀、麦门冬、百合、石膏、知母各一钱，甘草五分，枇杷叶三片（去毛），升麻三分。

用法：水二盅，煎八分，食后服。

功效：清肺胃，解热毒。

主治：治肺热鼻内息肉，初如榴子，日后渐大，闭塞孔窍、气不宣通者。

71. 奇授藿香汤

组成：藿香（连枝带叶者）五钱，公猪胆汁一枚

用法：先煎藿香，水一碗，煎七分，加公猪胆汁一枚和匀

功效：芳香化浊，清热通窍。

主治：治鼻渊黄水浊涕长流，致脑户虚眩不已。

72. 清阳散火汤

组成：升麻、白芷、黄芩、牛蒡子、连翘、石膏、防风、当归、荆芥、白蒺藜各一钱，甘草五分。

用法：水二盅，煎八分，食后服。

功效：疏风清热，解毒散火。

主治：骨槽风，牙根尽处结肿，连及耳项作痛。

73. 凉膈散

组成：连翘、山栀、黄芩、薄荷各一钱，甘草五分，大黄二钱，朴硝一钱五分，石膏一钱五分，淡竹叶三十片。

用法：水二盅，煎八分，入蜜三匙和匀，食远服。

功效：清热泻火。

主治：阳明经湿热上攻，致牙根、腮、项作肿多痛

74. 芦荟消疳饮

组成：芦荟、银柴胡、胡黄连、川黄连、牛蒡子、玄参、桔梗、山栀、石膏、薄荷、羚羊角各五分，甘草、升麻各三分。

用法：水二盅，淡竹叶十片，煎六分，食后服。

功效：清热泻火解毒。

主治：治小儿走马牙疳，身热气粗，牙龈腐烂，气味作臭，以及穿腮破唇者。

75. 聪耳芦荟丸

组成：芦荟、大黄（蒸熟）、青黛、柴胡各五钱，龙胆、当归、山栀、青皮、黄芩各一两，木香二钱，南星三钱，麝香五分。

用法：上为末，神曲糊为丸，绿豆大，每服二十一丸，食后姜汤送下。

功效：清肝火，利耳窍。

主治：治肝胆有火，耳内蝉鸣，渐至重听不闻声息者。

76. 金液戊土丹

组成：人中黄、乌梅肉、茯神、胡黄连、五味子各一两，石菖蒲、辰砂、雄黄、远志、硝石各三钱，牛黄、冰片各一钱，金箔二十张（为衣）。

用法：每药一两，分作十丸，金箔为衣。每服一丸，用人乳、童便共一大杯化药，随病上下，食前后服之。

功效：滋阴解毒泻火。

主治：治脱疽及疔疮、发背。

77. 玉真散

组成：南星、防风、白芷、天麻、羌活、白附子各等分。

用法：上为末，每服二钱，热酒一盅调服，更敷伤处。若牙关紧急，腰背反张者，每服三钱，用热童便调服。

功效：祛风化痰，定搐止痉。

主治：破伤风，牙关紧急，口撮唇紧，身体强直，角弓反张。

方解：南星辛温，善于祛经络中之风痰，定搐止痉。白附子辛甘大温，燥湿化痰，祛风止痉，尤善祛头面之风。羌活善搜太阳经之风，白芷善祛阳明经之风，防风善散厥阴经之风，共同疏散经络中风毒，祛邪外出。天麻长于息风止痉。诸药相合，即可祛散侵入经络之风毒从外而出，又消除留滞经络之凝痰，使经络畅通，并能止痉挛、定抽搐而解筋脉经络之拘急。

78. 天麻饼子

组成：天麻、草乌（汤泡去皮）、川芎、细辛、苍术、甘草、川乌（汤泡去皮）、薄荷、甘松、防风、白芷、白附子（去皮）各五钱，雄黄、全蝎各三钱。

用法：寒食面打糊捣稠如寒豆大，捻作饼子，每服二、三十饼，食后细嚼，葱头汤送下，属火热痰痛者茶汤下。

功效：温暖散寒，疏风止痛。

主治：治头痛因风、火、湿、痰上攻，及杨梅疮毒所致。兼治头目昏眩，项背拘急，肢体烦痛，肌肉蠕动，耳哨蝉鸣，鼻塞多嚏，皮肤顽麻，瘙痒瘾疹。又治妇人头风作痛，眉棱骨疼，牙齿肿痛，痰逆恶心者，并皆治之。

病例：一妇人患此（杨梅结毒），头疼手腕俱痛。诊之脉滑而弦，此痰毒相兼之病也。以天麻饼子服之半月，头痛痊安。又以二陈兼四物加红花、升麻、黄芩，服至月余而愈。

79. 铁布衫丸

组成：自然铜（煅红，醋浸七次）、当归（酒洗，捣膏）、无名异（洗去浮土）、木鳖子（香油搽壳上，灰焙用肉）、乳香、没药、地龙（去土，晒干）、苏木各等分。

用法：炼蜜丸如鸡头实大，每服三丸，预用白汤送下。

功效：活血止血，消肿定痛。

主治：杖疮。

十一、外治法与外用方的临床应用

（一）常见外用方的临床应用

外治法是外科疾患必不可少的重要治法，而药物外治则是其中施用最广泛者。陈实功熟悉刀圭之术，在治疗外证中重视内治，但更在外治法上精心钻研，丰富和独创了许多宝贵的外治法。《外科正宗》共载方407首，而外治方达133首之多，既有通治，又有专方，自成一体。就其剂型言，有膏药、油蜡膏、乳膏、敷贴、掺药、药线、热熨、熏洗、药条及药锭等数十种之多，概括当今中医外科临床所用。他用药贵在活法，施用多变。其中散剂的施用除一般作掺药用以祛腐生肌止血外，又或用以鼻，或用以吹喉，或放置牙根，或姜蘸外擦，或作面药美容。至于千里健步散撒鞋内踏足下治脚疾、五香散装袋内悬腋下治体气，诸别出心裁之用法尤令人拍案叫绝。许多治疗肿瘤的外用药，如三品一条枪、枯瘤方、秘传敛瘤膏、阳和解凝膏等至今还在使用。《外科正宗》所载方剂含汞、砷剂的外用方占八分之一，其对腐蚀法的研究起到了承前启后的深远作用。

1. 太乙膏

组成：肉桂、白芷、当归、玄参、赤芍、生地、大黄、土木鳖各二两，真阿魏二钱，轻粉四钱，槐枝、柳枝各一百段，血余一两，东丹（即铅丹）四十两，乳香末五钱，没药末三钱。

用法：隔火炖烊，摊于纸上，随疮口大小敷贴患处。

功效：消肿清火、解毒生肌。

主治：适用于一切疮疡以溃或未溃者。治发背、痈疽及一切恶疮，跌扑伤损、湿痰流毒、风湿、风温，遍身筋骨走注作痛，内伤风郁，心腹胸背攻刺作痛，腿脚酸软，腰膝无力，汤泼火烧。刀伤、棒毒、五损内痈，七伤外症俱贴患处。又男子遗精，妇人白带俱贴脐下。脏毒肠痈亦可丸服。诸般疮疖，血气癫痒，诸药不止痛痒者并效。

2. 如意金黄散

《外科正宗》敷贴名方如意金黄散，即是在前代洪宝丹基础上配伍辛温之品制成，旨在防止寒凉过度冰凝气血。而其用法调配则更是变化多端，奥妙无穷。陈实功视为"疮家良便方"，将其广泛应用于外科疾病。本方在书中出现 35 次，涉及章节 17 个，论及病症 20 余种，附有病案 4 则。

组成：天花粉（上白）十斤，黄柏（色重者）、大黄、姜黄、白芷各五斤，紫厚朴、陈皮、甘草、苍术、天南星各二斤。

制作方法：诸药晒干后研极细末，红赤肿痛，发热未成脓者，及夏月火令时，用茶汤同蜜调敷；如微热微肿及大疮已成，欲作脓者，用葱汤同蜜调敷；如漫肿无头，皮色不变，湿痰流毒、附骨痈疽、鹤膝风症等病，用葱酒煎调；如风热恶毒所生，患必皮肤亢热，红色光亮，形状游走不定者，用蜜水调敷；如天泡、火丹、赤游丹、黄水漆疮、恶血攻注等症，用大蓝根叶捣汁调敷，加蜜亦可；汤泼火烧，皮肤破烂，麻油调敷。

功效：清热解毒，散瘀除湿，消肿止痛。

主治：用于一切疮疡阳证，热毒瘀滞肌肤所致疮疖肿痛，亦可用于跌打损伤。

方解：本方以天花粉为君，取清热消肿排脓之功。以大黄、黄柏清热燥湿，泻火解毒。佐白芷、姜黄助天花粉消肿排脓之力；厚朴、陈皮、甘草、苍术燥湿行气，加天南星增燥湿之力，添散结消肿之功。全方具清热解毒，燥湿化痰，消肿止痛之功效，适用于痈疽疮疡之阳证，如湿痰流毒、附骨痈疽、鹤膝风症、天泡、火丹、赤游丹、黄水漆疮等，不同证候选用不同的赋形剂加以调敷。

使用方法：

①茶汤同蜜调敷　凡遇红赤肿痛，发热未成脓者，及夏月火令时，用茶汤同蜜调敷如意金黄散。茶取其清凉解毒，蜂蜜取其清润解毒。

②葱汤同蜜调敷　如微热微肿及大疮已成，欲作脓者，用葱汤同蜜调敷如意金黄散。葱，辛香散邪，解毒散结；蜂蜜，甘平清润，止痛解毒。葱蜜助用，其解毒散结效果更好。

③葱酒煎调　如漫肿无头，皮色不变，湿痰流毒、附骨痈疽、鹤膝风症等病，用葱酒煎调如意金黄散。葱，辛香散邪，解毒散结；酒，能通血脉，助其行药力。葱酒辛散温通，助其拔毒、化瘀散结之功。

④蜜水调敷　如风热恶毒所生，必皮肤亢热，红色光亮，形状游走不定者，用蜜水调敷如意金黄散。蜂蜜取其清润解毒，蜜水调敷宜于保湿吸收。

⑤大蓝根叶捣汁调敷　如天泡、火丹、赤游丹、黄水漆疮、恶血攻注等症，俱用大蓝根叶捣汁调敷如意金黄散，加蜜亦可。大蓝根叶，苦寒，取其清热泻火、凉血解毒、散瘀止血之功。

⑥麻油调敷　如汤泼火烧，皮肤破烂，用麻油调敷如意金黄散。麻油，甘凉，解毒，止痛，生肌长肉，消痈肿，补皮裂，有润肤之功。

⑦芭蕉根捣汁调敷　治小儿赤游丹毒，红如朱，热如火，走如云，散及遍身不定者，用水芭蕉根捣汁调敷；加蜜亦可。芭蕉根，味甘，大寒，清热解毒，治一切肿毒，用其汁调敷如意金黄散，可提高清热解毒之功。

⑧麻油石灰水调敷　治杖后皮肉损破，红紫青斑，焮肿疼痛重坠者。用如意金黄散一两，加樟冰三钱碾匀。以白石灰一升，用水二碗和匀；候一时许，用灰上面清水倾入碗内，加麻油对分和水，以竹箸搅百转，自成稠膏，调前药稀稠得所听用。石灰水取其散血定痛，麻油取其止痛生肌，冰片取其清热止痛，诸药助如意金黄散活血散瘀、消肿止痛。

以上八种调敷方法及适应证，如意金黄散不仅适用于阳证疮疡，也用于半阴半阳及阴证疮疡，对于外科疾病初起、成脓、溃后三个时期，亦可据症选用调敷方法而取效。

3. 回阳玉龙膏

组成：草乌（炒）三两，军姜（煨）三两，赤芍（炒）、白芷、南星（煨）各一两，肉桂五钱。

用法：上药为细末，热酒调敷。

功效：温经活血，散寒化痰，消肿止痛。

主治：用于一切阴证疮疡。治背疽阴病，不肿高，不焮痛，不发热，不作脓及寒湿流注、鼓风久损、冷痛痹风、诸湿脚气、手足顽麻、筋骨疼痛，及一切皮色不变，漫肿无头，鹤膝风等，但无皮红肌热者。

方解：军姜、肉桂、热血生血；既生既热，恐不能散而为害，故用草乌、南星可以破恶气，祛风毒，活死肌，除骨痛，消结块，回阳气；又有赤芍、白芷，以散滞血，住痛苦；加酒以行药性，攻通气血。

4. 冲合膏

组成：紫荆皮（炒）五两，独活（炒）三两，赤芍（炒）二两，白芷一两，石菖蒲一两半。

用法：上为细末，用葱汤或热酒调敷。

功效：散风行气，活血消肿、祛冷软坚。

主治：痈疽、发背，阴阳不和，冷热不明者。

方解：紫荆皮能破气、逐血、消肿；独活可动荡凝滞血脉，散骨中冷痛，去麻痹湿；石菖蒲善破坚硬，生血止痛，破风消肿；白芷能去风生肌定痛；赤芍药能生血活血，散瘀除痛。诸药相合则血生则肌肉不死，血动则经络流通。

5. 生肌红玉膏

组成：白芷五钱，甘草一两二钱，归身二两，瓜儿血竭、轻粉各四钱，白占二两，紫草二钱，麻油一斤。

制法及用法：先用当归、甘草、紫草、白芷四味，入油内浸三日，大勺内慢火熬药微枯色，细绢滤清，将油复入勺内煎滚，入血竭化尽，次入白占（即白蜡），微火化开。先用茶盅四枚，预放入水中，将膏分作四处，倾入钟内，等候片刻，，每钟内下研细的轻粉一钱搅匀。将做好的膏药敷贴患处即可，外用太乙膏盖护。

功效：活血祛腐，解毒镇痛，生肌敛疮。

主治：用于一切疮疡溃烂脓腐不脱，疼痛不止，新肉难生者。

方解：方中以当归、白芷为主药，行气散血、活血消肿；配紫草凉血活血、除湿生肌；血竭散瘀敛疮、生肌止痛；轻粉化腐提毒，收湿敛疮；甘草泻火解毒，助生新肌，调和诸药；白蜡润肤生肌，兼做赋形剂。

6. 生肌凤雏膏

组成：熟鸡蛋黄、轻粉、乳香、血竭、龙骨。

制法及用法：用鸡蛋煮熟，去白用黄十余个，铜杓内熬油，每三钱鸡蛋黄熬成的油内加轻粉细末一钱，乳香、血竭、龙骨各末五分，和匀。每日早、午、晚鸡翎蘸涂患孔内，膏盖避风。

功效：生肌敛口。

主治：治痈疽、痔疮溃后，腐肉已脱，新肌未生。

7. 铁桶膏

组成：铜绿五钱，明矾四钱，胆矾三钱，五倍子（微炒）一两，白及五钱，轻粉、郁金各二钱，麝香三分。

用法：上为极细末，用陈米醋一碗，慢火熬至起金色黄泡为度，用新笔涂膏疮根上，以绵纸盖其疮根。

功效：收束疮根，消肿止痛。

主治：痈疽发背将溃已溃时，根脚走散不收束者。

8. 真君妙贴散

组成：明净硫黄（为末）十斤，荞面、白面各五斤

用法：加水将药搅拌至干湿得宜后晒成面片，用时研极细，用新汲水调敷；如皮破血流，湿烂疼苦等症，麻油调搽；天泡、火丹、肺风、酒刺、染布青汁调搽。

功效：收束疮根，消肿止痛。

主治：治痈疽、诸毒，及异形异类，顽硬大恶歹疮，走散不作脓。

9. 猪蹄汤

组成：羌活、甘草、赤芍、黄芩、白芷、当归、蜂房各等分，猪前蹄一只。

用法：煎汤淋疮上。

功效：消毒气，去恶肉，回死肌，润疮口。

主治：痈疽、诸毒已溃流脓时，用汤清洗疮口，清除脓液，保持疮口洁净，并能消风散肿。

10. 三品一条枪

组成：明矾二两，白砒一两五钱，雄黄二钱四分，乳香一钱二分。

制法及用法：将砒、矾二味研成细末，入小罐内，煅至青烟尽白烟起时住火，放置一宿，取出砒、矾净末约有一两，再加雄黄、乳香，共研成极细末，厚米糊调稠，搓成线条，阴干备用。将药条插入患处，外用膏盖护之。

功效：祛胬腐蚀。

主治：瘰疬、疔疮、痔疮、肛瘘、脑疽等症。

"三品"者，指方中有明矾、砒石、雄黄三种主要药物，乳香有调糊作用。"一条枪"，指本方的使用方法是将药搓成药条，象"枪"一样插进疮孔之内，从而达到祛除腐肉，治愈瘘管的作用，故以此而命名。

11. 立马回疗丹

组成：蟾酥（酒化）、硇砂、轻粉、白丁香各一钱，蜈蚣一条（炙），雄黄、朱砂各二钱，乳香六分，麝香一字，金顶砒五分。

用法：共为细末，糊成麦子大，针破疔疮后用一粒插入孔内，膏盖之。

功效：腐蚀祛胬，解毒消肿。

主治：治疔疮初起，已用针刺后又或误灸失治，以致走黄内陷之险症。

12. 束毒金箍散

组成：郁金（蝉肚者）、白及、白蔹、白芷、大黄各四两，黄柏二两，轻粉五钱，绿豆粉一两。

用法：共为细末，酸米浆调箍四边，夏热甚者，蜜水调。

功效：清热解毒消肿，防止毒邪扩散。

主治：疔疮余毒走散作肿。

13. 冰螄散

组成：大田螺五枚（去壳，日中线穿晒干），砒一钱二分（面裹煨熟），冰片一分，硇砂二分，螺肉（切片），各药研末。

用法：用时先用艾炷灸核上七壮，次后灸疮起泡，以小针挑破，将前药一、二厘津唾调成饼，贴灸顶上，用绵纸以浓糊封贴核上。

功效：腐蚀解毒。

主治：瘰疬日久，坚核不消，及服消药不效者；瘿瘤患大蒂小及诸般高突、异形难状者。马刀根大面小及失荣等症忌用。

14. 紫霞膏

组成：明净松香（净末）一斤，铜绿（净末）二两。

用法：用麻油四两，铜锅内先熬数滚，滴水不散，方下松香熬化；次下铜绿，熬至白烟将尽，其膏已成，候片时倾入瓷罐。凡用时汤内顿化，旋摊旋贴。

功效：消肿止痛，提脓祛腐。

主治：治瘰疬初起，及治诸色顽疮、臁疮、湿痰、湿气、新久棒疮，疼痛不已者。

15. 琥珀膏

组成：琥珀一两，木通、桂心、当归、白芷、防风、松脂、朱砂、木鳖肉、蓖麻肉各五钱，丁香、木香各三钱，麻油二斤二两，黄丹飞炒，十四两。

用法：熬成膏贴患处。

功效：消肿止痛生肌。

主治：治瘰疬及腋下初如梅子，结肿硬强，渐若连珠，不消不溃；或溃脓水不绝，经久不瘥，渐成漏症。

16. 香附饼

组成：香附酒

用法：用香附为末，酒和，量疮大小，做饼覆患处，热熨斗熨药上。风寒湿毒重者加姜汁。

功效：消肿止痛。

主治：治风寒流注袭于经络，结成肿痛。

17. 枯瘤方

组成：白砒、硇砂、黄丹、轻粉、雄黄、乳香、没药、硼砂各一钱，斑蝥二十个，田螺三枚（大者，去壳，晒干切片），共研极细，糯米粥调安，捏作小棋子样，曝干。

用法：先灸瘤顶三炷，以药饼贴之，上用黄柏末水调，盖敷药饼。

功效：腐蚀瘤体。

主治：治瘤初起成形未破者，及根蒂小而不散者。

18. 秘传敛瘤膏

组成：血竭、轻粉、龙骨、海螵蛸、象皮、乳香各一钱，鸡蛋十五枚（煮熟用黄熬油一小盅）。

用法：药末研细后和入鸡蛋油内搅匀，每日早晚甘草汤洗净患上，鸡翎蘸涂，膏药盖贴。

功效：生肌收口。

主治：枯瘤药使瘿瘤枯落后，患口不收。

19. 乾坤一气膏

组成：当归、白附子、赤芍、白芍、白芷、生地、熟地、穿山甲、木鳖肉、巴豆仁、草麻仁、三棱、蓬术、五灵脂、续断、肉桂、玄参各一两，乳香、没药各一两二钱，麝香三钱，真阿魏二两，切薄片听用。

用法：熬膏贴患处。

主治：痞疾，诸风瘫痪，湿痰流注，各样恶疮，百般怪症。

20. 飞龙阿魏化坚膏

组成：蟾酥丸、乾坤一气膏、蜈蚣。

用法：熬膏贴患处。

功效：消肿止痛。

主治：治失荣症及瘰瘤、乳岩、瘰疬、结毒，初起坚硬如石，皮色不红，日久渐大，或疼不疼，但未破者。

21. 治乳便用方

组成：蒲公英（全草）二两。

用法：用蒲公英春秋间开黄花似菊，取连根蒂叶二两捣烂，用好酒半斤同煎数沸，存渣敷肿上，用酒热服，盖睡一时许，再用连须葱白汤一茶盅催之，得微汗而散。

功效：消肿止痛。

主治：治乳痈初起肿痛未成脓。

22. 木香饼

组成：木香五钱，生地黄（捣膏）一两。

用法：木香为末，同地黄和匀，量患处大小，作饼置肿上，以热熨斗熨之；坚硬木痛者，间日熨。

功效：行气活血，消肿止痛。

主治：一切气滞结肿成核，或痛或闪肭、风寒所伤。

23. 洗痔枳壳汤

组成：枳壳二两，癞虾蟆草（一名荔枝草，四季常有，面青背白，麻纹垒垒者是）二两。

用法：煎数滚后先熏后洗，可反复使用多次。

功效：消肿止痛。

主治：痔疮肿痛，肛门下坠。

24. 五倍子散

组成：五倍子、癞蛤蟆草、轻粉、冰片。

制法及用法：五倍子大者，敲一小孔，用阴干癞虾蟆草揉碎填塞五倍子内，用纸塞孔，湿纸包裹，煨片刻，取出待冷去纸，碾为细末，每一钱加轻粉三钱、冰片五厘，共研极细，用洗痔枳壳汤洗后，用此散干搽痔上。

功效：收涩收敛，消肿止痛。

主治：治诸痔举发，坚硬疼痛难忍，或脏毒，肛门泛出，肿硬不收。

25. 田螺水

组成：大田螺一枚、冰片五厘。

用法：用尖刀挑起螺盖，将冰片放入螺内，平放片刻后田螺即会渗出浆水，用鸡翎蘸此水搽痔疮上。

功效：清热消肿止痛。

主治：热痔。

26. 唤痔散

组成：草乌（生用）一钱，刺猬皮一钱（烧存性），枯矾五钱，食盐（炒）三钱，麝香五分，冰片二分。

用法：上药碾细末，先用温水洗净肛门，随用津唾调药三钱，填入肛门中。

用途：内痔不得脱出，用此散唤痔出。可随后用护痔膏护住四边好肉，再用枯痔散腐蚀痔核使痔核坏死脱落。

27. 护痔膏

组成：白及、石膏、黄连各三钱，冰片、麝香各二分。

用法：上药共碾细末后加鸡蛋清调成膏，涂在痔疮周围好肉上。

用途：防止枯痔散的药毒性伤害周围正常组织，又可清热消肿止痛。

28. 枯痔散

组成：白矾二两，蟾酥二钱，轻粉四钱，砒霜一两，天灵盖四钱（用清泉水浸，以天灵盖煅红，水内浸，煅七次）。

用法：将药末搽痔上，每日换药三次，用温水洗净药末。待痔枯黑坚硬后即停药。

功效：腐蚀痔核。

主治：内痔脱出。

29. 起痔汤

组成：黄连、黄柏、黄芩、大黄、防风、荆芥、栀子、槐角、苦参、甘草各一两，朴硝五钱。

用法：煎汤洗患处。

用途：使干枯坏死的痔核脱落。

30. 诸疮一扫光

组成：苦参、黄柏各一斤，烟胶一升，木鳖肉、蛇床子、点红椒、明矾、枯矾、硫黄、大枫子肉、樟脑、水银、轻粉各二两，白砒五钱，共研细末，熟猪油二斤四两化开入药搅匀，作丸龙眼大，瓷瓶收贮。

用法：搽疮上。

功效：杀虫止痒。

主治：各种痒疮，白秃疮、疥疮、白屑风等证。

31. 土大黄膏

组成：硫黄八两，生矾四两，点红川椒二两。

用法：上各为末，用土大黄根捣汁，和前药调成膏碗贮，新癣抓损擦之，多年顽癣加醋和擦，如日久药干，以醋调搽；牛皮癣用穿山甲，抓损擦之。

功效：收湿止痒。

主治：干湿顽癣。

32. 雌雄四黄散

组成：石黄、雄黄、硫黄、白附子、雌黄、川槿皮各等分。

用法：上为细末，紫癜醋调，用竖槿木毛头蘸药擦患上；白癜用姜切开蘸药擦之。

功效：收湿杀虫。

主治：紫白癜风。

33. 蛇床子汤

组成：蛇床子、当归尾、威灵仙、苦参各五钱。

用法：煎汤，先熏患处，待汤温后再浸洗患处。

功效：杀虫止痒。

主治：肾囊风疼痒不止。

34. 文蛤散

组成：文蛤四两，点红川椒二两，轻粉五钱。

用法：文蛤、川椒炒焦后加轻粉研细末，加香油调搽患处

功效：除湿、杀虫、止痒。

主治：奶癣。

35. 二矾汤

组成：白矾、皂矾各四两，孩儿茶五钱，柏叶半斤。

用法：煎汤熏洗。

功效：清热凉血止痒。

主治：鹅掌风。

36. 枯矾散

组成：枯矾五钱，石膏（煅）、轻粉、黄丹各三钱。

用法：搽患处。

功效：祛风除湿止痒。

主治：脚湿气。

37. 麦饯散

组成：小麦一升（炒枯黄色），硫黄四两，白砒一两，烟胶半斤，川椒三两，生枯矾各二两。

用法：葱汤洗净患处，用麻油调搽，油纸盖扎。

功效：杀虫除湿止痒。

主治：白秃疮、痘风疮。

38. 蛤粉散

组成：蛤粉、石膏（煅）各一两，轻粉、黄柏（生研）各五钱。

用法：共为细末，凉水调搽，冬月麻油调搽。

功效：清热燥湿。

主治：黄水疮。

39. 三白散

组成：杭粉一两，石膏三钱，轻粉五钱。

用法：加韭菜汁或凉水调敷。

功效：解毒止痒。

主治：漆疮。

40. 海艾汤

组成：海艾、菊花、薄荷、防风、藁本、藿香、甘松、蔓荆子、荆芥穗各二钱。

用法：用水五六碗，同药煎数滚，连渣共入敞口钵内，先将热气熏面，候汤温蘸洗之，留药照前再洗。

功效：疏风养血。

主治：油风病。

41. 翠云散

组成：铜绿、胆矾各五钱，轻粉、石膏（煅）各一两。

用法：湿疮干掺，干疮公猪胆汁调点。

功效：解毒收湿。

主治：治杨梅疮已服内药，根脚不红，疮势已退者用。

42. 熏洗结毒方

组成：苍术一两，点红川椒三钱。

用法：煎汤先熏后洗。

功效：利湿解毒。

主治：杨梅结毒。

43. 解毒紫金膏

组成：细块矾红，明净松香各一斤。

用法：碾极细末，麻油调稠，熏洗结毒方洗后，涂患处。

功效：燥湿止痛。

主治：杨梅结毒。

44. 碧云散

组成：鹅不食草一两，川芎一两，青黛一钱。

用法：共为细末，患者口噙凉水，以芦筒吹药疼之左右鼻内，取嚏为效。

功效：清热解毒。

主治：结毒入于颠顶，以致头疼胀痛如破。

45. 珍珠散

组成：青缸花五分（如无，用头刀靛花轻虚色翠者代之，终不及缸花为妙），珍珠一钱（不论大小以新白为上），入豆腐内煮数滚，研为极细，无声方用真轻粉一两。

用法：甘草汤洗净患处后，加猪脊髓调搽患处。

功效：消肿止痛生肌。

主治：下疳皮损腐烂，疼痛难忍；各种疮疡或烧烫伤不能生皮者。

46. 银杏散

组成：杏仁（去皮尖，研）、轻粉、水银（铅制）、雄黄各一钱。

用法：上各为细末，共和一处，每用五分、枣肉一枚和丸，用丝绵包裹，留一绵条，捻线在外；用塌痒汤（蛇床子汤加狼毒、鹤虱草）煎洗，药枣安入阴中，留线在外，恐小便，取出再入，一日一换。

功效：杀虫止痒。

主治：妇人湿热下注，阴中作痒，及内外生疮。

47. 塌痒汤

组成：苦参、威灵仙、蛇床子、当归尾、野狼毒各五钱，鹤虱草一两。

用法：煎汤先熏后洗。

功效：杀虫、利湿、止痛。

主治：妇人阴疮。

48. 雄黄藜芦散

组成：雄黄一钱，葱管藜芦二钱（碾细如面），轻粉、鳖头（煅黄色）各一钱，冰片二分。

用法：研末搽患处。

功效：收湿杀虫止痛。

主治：妇人阴疮。

49. 金锁匙

组成：焰硝一两五钱，硼砂五钱，片脑一字，白僵蚕一钱，雄黄二钱。

用法：各另研为末，和匀，以竹筒吹患处。

功效：清热解毒，涌吐痰涎。

主治：治喉闭、缠喉风，痰涎壅塞，口噤不开，汤水不下。

50. 冰硼散

组成：冰片五分，朱砂六分，玄明粉、硼砂各五钱。

用法：研极细末，吹搽患上，甚者日搽五、六次。

功效：清热解毒，消肿止痛。

主治：用于咽喉疼痛，牙龈肿痛，口舌生疮，舌肿木硬，小儿鹅口白斑。

51. 神效吹喉散

组成：薄荷、僵蚕、青黛、朴硝、白矾、火硝、黄连、硼砂各五分。

用法：上药为细末，加猪胆汁同制，每药一两，加冰片三分，吹喉咙患处。

功效：清热消肿。

主治：治缠喉风闭塞，及乳蛾、喉痹、重舌、木舌等症。

52. 硇砂散

组成：硇砂一钱，轻粉三分，冰片五厘，雄黄三分。

用法：蘸药末点于鼻痔上。

主治：鼻痔。

53. 回香草散

组成：回香草、高良姜各等分。

用法：为末吹鼻痔上

主治：鼻痔

54. 荜茇散

组成：荜茇、真阿魏各二钱，冰片、麝香各一分。

用法：擦放牙根痛缝中。

功效：清热杀虫止痛

主治：治风湿虫牙作肿疼痛。

55. 楝果裹

组成：楝树果二个。

用法：连肉、核捣烂，丝绵包裹，先用温汤漱净瘀血，塞于牙缝内

功效：清热止血。

主治：阳明胃经实火上攻，血从牙缝流出。

56. 红棉散

组成：枯矾（上白）三钱，干胭脂二钱，麝香一分五厘。

用法：先用棉裹绞尽耳内脓湿，棉裹滚药送入耳底。

功效：清热燥湿止痛。

主治：治耳内流脓，肿痛已消，脓尚不止。

57. 三香膏

组成：乳香、松香、轻粉各等分。

用法：上为细末，香油调稠，用夹纸一面，以针密刺细孔，将药夹搽纸内，先以葱汤洗净，将纸有孔一面对疮贴之。

功效：祛腐止痛。

主治：臁疮。

58. 蜈蚣钱

组成：桐油二两，独活、白芷、甘草、蜈蚣各一钱。

用法：涂在臁疮周围。

功效：提脓祛腐止痛。

主治：臁疮日久不愈。

59. 如圣金刀散

组成：松香（净末）七两，枯矾、生矾各一两五钱。

用法：共为细末，掺于患处，纱布扎紧。

功效：收敛，止血。

主治：刀刃所伤，皮破筋断，飞血不止者。

60. 罂粟膏

组成：麻油四两，罂粟花十五朵（无花以壳代之），白占三钱，真轻粉细末二钱。

用法：作膏，将烫伤处水泡挑破后搽之。

功效：祛腐止痛。

主治：治汤泼火烧，皮肉损烂，疼苦焮热，起泡流水者。

61. 吕祖一枝梅

组成：朱砂三钱，银朱一钱五分，五灵脂三钱，麝香二分，萆麻仁五分，雄黄、巴豆仁各五钱，不去油。

用法：上药研成细末，加油烟脂为膏，临用豆大一圆捏饼贴印堂。

功效：预知生死，泻火解毒，醒神止痛，定惊止痢。

主治：可治小儿急慢惊风，一切老幼痢疾。此药类似现代皮试方法，以预知新久诸病，生死难定之间。若药处有红斑晕色肿气飞散，谓红霞捧日，是为顺证。如贴药处一时后无肿无红，皮肉照旧不变，谓白雪漫野，是为逆症死症。

（二）创新外治法及手术方法

陈实功在治疗外症中，既十分重视内治，更在外治法上精心钻研，丰富和独创了许多宝贵的外治法。他一改以往中医外科偏于内治法、轻于针刀腐蚀的保守疗法，形成了一套较完整、系统、规范的外治疗法。

1. 箍围消散法

箍围消散法，是外科外治法中非常重要的一种方法。徐灵胎云："外科之法，最重外治，而外治之中，尤当围药。"本法是运用行气、活血、消肿、定痛等药物贴敷肿疡的方法，可以箍围收束疮毒，不致扩散。箍围消散法运用恰当，能使肿疡证势轻者可以消散，证势重者可使毒气结聚，疮形缩小高突，促使早日成脓破溃，缩短疗程，是最能体现外科"以消为贵"思想的方法。常用的箍围药有如意金黄散、回阳玉龙膏、冲合膏、真君妙贴散、铁桶膏等等。

适应证：凡疮疡不论初起、成脓及溃后，肿势散漫不聚者均可使用。

操作方法：疮疡初起未溃时，将药糊敷满整个病变部位；若已化脓或溃后余肿未消的，敷于患处四周，而不是完全涂布，敷药的范围应超过肿势的范围。并根据不同的病情和不同的证候用不同的液体调敷，比如化瘀解毒用醋调敷，寒症阴证多用酒、葱汤调敷，缓和清热用蜜调敷等等。

注意事项：注意根据疮疡的阴证阳证选择不同的箍围药，阳证不能用热性药敷贴，以免助长火毒，宜选用如意金黄散；阴证不能用寒性药敷贴，以免寒湿凝滞不化，宜选用回阳玉龙膏；半阴半阳证则宜选用冲合膏。

2. 切开法

切开法，是运用针刀对脓肿进行切开的一种手术疗法，以使脓液排出，便于用药，从而达到毒随脓泄，消肿止痛，逐渐痊愈的目的。

脓是肌腠之内，热胜肉腐，蒸酿而成的，气血腐败所生。它是肿疡在不能消散的阶段所出现的主要症状。疮疡的出脓，是正气载毒外出的现象。若脓液不排出，则会使脓毒内蓄，侵蚀好肉，甚至腐烂筋骨，穿通脏腑，有造成生命危险的可能。故《灵枢·痈疽》曰："肉腐则为脓，脓不泻则烂筋，筋烂则骨伤，骨伤则髓消。"陈实功在《痈疽治法总论》中论证到："凡疮十日以后，自当腐溃为脓，如尚坚硬不作脓者，此属半阴半阳之症，疮根深固，若不将披针当头点入寸许，开窍发泄，则毒气无从而出，必致内攻。倘有内脓，针之亦令易出，譬如开门逐贼也。"由此可见切开法的重要性。

适应证：一切外疡，不论阴证、阳证，凡是确定已经成脓者，均可使用

操作方法：确定脓熟之后，根据肿疡的部位和大小，估计切口的大小和进刀的深度，在脓肿稍低的部位切开。进刀时刀口宜向上，从脓点部位向内直刺，深入脓腔即止。

注意事项：

①脓成与否的辨识 "凡疮毒既已成，当托其脓，脓既已成，当用针通。此举世之良规也。必当验其生熟、浅深、上下而针之。"切开脓肿，排出脓液并引流的前提是脓肿的成熟，脓未熟而用针或脓熟而不用针都会对预后造成不良影响。脓未成，误为有脓，而误施切开，这样违背了中医"因势利导"的治疗原则，扰乱机体正常的功能，严重地破坏了机体的抗病力，造成病人一些不必要的痛苦，形成坏症。脓已成，误为无脓，而不及时施行切开，这样致使毒攻其内，日久引起机体的严重损害，甚至脓毒入营血分而产生高热、昏迷、痉厥、舌红绛、脉数等走黄、内陷之症。

②切口的深浅 刀针切开的深浅要依据脓的深浅而决定"脓深而针浅，则内脓不出而外血徒泄；脓浅而针深，则内脓虽出而良肉亦伤。"若使用不当，前者内溃难免，后者易毒随刀耗良肉导致变症坏症，进而影响疮口的正常愈合。

禁忌证：气瘿、血瘿、顽毒、结核不可妄用针刀切开，否则会造成出血甚至生命危险。"气瘿，肿而绵软不痛者，血瘿肿而内垒成块者，顽毒结之日久，皮腐、肉紫、根硬、四边红丝缠绕者，以及结核之症渐大、渐痛、渐腐者；以上四症，俱不可轻用针刀掘破，若妄用之，定然出血不止者立危。"

3. 提脓腐蚀法

本法是应用具有解毒或腐蚀作用的药物制成药条插入疮、瘤内或点涂

在瘤、痔、痣上，使疮疡内蓄之脓毒，得以早日排出，腐肉得以迅速脱落；或使生长的肉芽、赘生物等腐蚀枯落。腐蚀法被陈实功广泛应用于各种外科疾病，如瘰疬、瘿瘤、脑疽、痔疮、疔疮等等。常用的腐蚀药有三品一条枪、枯痔散、冰蛳散、蟾酥条、立马回疔丹等。此外还有翠云散、点药方治杨梅疮、结毒，灰米膏蚀去黑痣等不一而足。

适应证：凡溃疡初起，脓栓未落，腐肉未脱，或脓水不净，新肉未生时均宜使用。

操作方法：疮口大者，可掺于疮口上，疮口小者，可黏附在药线上插入，另外亦可掺于膏药上贴盖。

注意事项：提脓祛腐法使用的药物，大都具有刺激作用，过敏者应禁用。患于眼部、唇部、外阴、肛门等处也应慎用。腐蚀药物作用峻猛，腐去痔、瘤等物后要及时停药，否则会伤害好肉和筋骨。徐灵胎在三品一条枪方处批曰："此治恶毒顽疮，间有可用。近日庸医，不论何疮，俱用此法，杀人无算，深为可恨。制方之人，原只用以治不知痒痛之疮，及死肌顽肉，谁知后世恶人，竟视为必用之品。"徐氏之言理应当深为后世垂戒。

4. 生肌收口法

生肌收口法是用能够解毒、收涩、收敛，促进新肉生长作用的药物掺布于疮面，使疮口加速愈合的方法，是处理溃疡的一种基本疗法。常用的生肌收口药有生肌玉红膏、生肌散、珍珠散等。

适应证：凡溃疡腐肉已脱，脓水将尽之时，可以使用。

操作方法：将药掺于疮口上后，用太乙膏或软油纸盖上。

注意事项：脓毒未清，腐肉未尽时，不可过早使用生肌收口药，否则不仅无益，反增溃烂，延缓治愈，甚至引起迫毒内攻之变。

5. 淋洗浸渍法

是用药物煎汤淋洗浸渍患处的方法，能使疮口洁净、祛除病邪从而达到治疗目的的一种药物外治法。

适应证：凡痈疽疮疡，肿疡未溃，或溃后脓水淋漓或腐肉不脱，以及皮肤瘙痒、脱屑，痔疮肿痛，均可使用本法。

操作方法：

①疮疡没有溃疡时用葱艾汤，每日淋洗疮疡处一次，病情严重的早晚各淋洗一次，可使气血疏通，令疮疡易于溃散。

②在疮疡已经破溃后，或者用药筒提拔的方法之后，一定要注意避风，用猪蹄汤淋洗疮面。淋洗方法颇有讲究：将细软的帛布用猪蹄汤浸湿，轻握帛布使汤淋在疮面上，尤其是脓孔之中，然后用手轻轻按捺疮面，使疮中的脓液随着淋入的汤药而出，以脓排净为度。之后用纱布叠至七八层厚，浸上药汤，覆盖在疮面上，两手在纱布上轻柔旋转按摩片刻后再换纱布重复操作四五次。这种淋洗方法对于大型疮疡的通瘀滞，解毒气，脱腐肉，减疼痛有很好的效果。

③此外还有专方药浴治专病的浸渍法如：《肾囊风》中载蛇床子汤治肾囊风湿热为患，疙瘩作痒，瘙之作疼者。用蛇床子、当归尾、威灵仙、苦参各五钱，煎数滚，先用药水的热气薰，待水温后再浸洗，二次即愈。《疥疮论》载洗痒疮方治疥癣顽风，皮肤枯槁，浸淫血脉，瘙痒无度，用苦参半斤切片，河水三四瓢煎药数滚，掺水二瓢，住火片时，滤去渣，和公猪胆汁四五枚，搅匀淋洗。二矾汤治鹅掌风、熏洗结毒方治结毒等等不一而足。

注意事项：在淋洗浸渍时，冬天应注意保暖，夏天应避风凉。

6. 灸法

灸法是用药物在患处燃烧，借着药力、火力的温暖，以达到和阳驱寒、活血散瘀、疏通经络、拔引郁毒等作用的治疗方法。陈实功十分注重灸法，"盖艾火拔引郁毒，透通疮窍，使内毒有路而外发，诚为疮科首节第一法

也。"并将灸法广泛应用于多种外科疾病

适应证：灸法适用于肿疡初起坚肿，特别是阴寒毒邪凝滞筋骨，而正气虚弱，难以起发，不能托毒外达；或溃疡久不愈合，脓水稀薄，肌肉僵化，新肉生长迟缓的情况。

操作方法：

①隔蒜灸　操作方法是"随疮势之大小，灸艾壮之多少，用蒜切成薄片，安于疮顶上，着艾炷蒜上，点火三壮，一换蒜片。……又阴疮日数多者，艾炷不及其事，以蒜捣烂铺于疮上，以艾亦铺蒜上，点火灸之，火气方得入里，必知痛甚为效。"并在脑疽治法第一条便指出"初起有头或无头，大痛或不痛，俱隔蒜灸，兼服解毒。"可见隔蒜灸适用于疮疡初起，毒邪壅滞之症，取其辛香之气，行气散邪。隔豆豉饼、隔姜灸也可以达到类似的效果。

②附子饼灸　悬痈治验记载，治一男子患悬痈证，内脓已成，针之出臭脓碗许，后以十全大补汤调补气血，但疮口溃后久不愈合，故用附子饼灸之，调理三月而愈。可见附子饼灸适用于气血俱虚，风邪寒湿凝滞筋骨之症，取其温经散寒，调气行血。

③灸乳肿妙方　用碗一只，内用粗灯草四根，十字排匀，碗内灯草头各露寸许，再用平山粗纸裁成一寸五分阔纸条，用水湿纸贴盖碗内灯草上，纸与碗口相齐；将碗复于肿乳上，留灯草头在外，将艾大圆放碗足底内，点火灸之；艾尽再添，灸至碗口流出水气，内痛觉止方住，甚者次日再灸一次必消。此法用于治气恼劳伤，或寒热不调，乳内忽生肿痛。

④雷火神针　此法名为针，实为灸，治风寒湿毒袭于经络为患，漫肿无头，皮色不变，筋骨疼痛，起坐艰难，不得安卧者。药用蕲艾三钱、丁香五分、麝香二分，先将夹纸作筒如指粗大，以艾药灌入筒内叠实收用。临用以萧山纸七层平放患上，将筒点着一头，隔纸捺实针之，待不痛方起

针，病甚者再复一次。雷火神针取其香窜经络，祛风除湿，适用于风寒湿侵袭，经络痹痛之症，如附骨疽、结毒等病。

⑤**雌雄霹雳火**　将雌黄、雄黄、麝香、丁香研极细末搓入艾茸中，作豌豆大丸放于患处灸。主治疮疡初期，脱疽伊始及一切发背。乃是阴证灸法。

⑥**神灯火照法**　又称薰发背奇方，用朱砂、雄黄、血竭、没药各一钱，麝香四分，共为细末，绵纸裹药搓捻，长尺许，麻油浸透听用。取神灯照药条用火点着，离疮半寸许，自外而内，周围徐徐照之，火头向上，药气入内，毒气随火解散而不向内侵袭脏腑。初用三根，渐加至四、五根，照后即敷药，疮口用薄贴。

本法通过火照，使药气入内，火助药力，促使疮痛郁滞之气血得温而肿消疾散，是解毒活血，消肿散瘀的良法。用在疮势已定，毒气已聚，未成脓腐之时，可使未成者自消，已成者自溃，不起发者即发，不腐溃者即溃，不脱者自脱。然而不宜用之过早，如疮初起，形未聚，毒未出时，若早用之，恐火郁而内毒反致难出。如已溃脓畅泄者也不必用此法。

⑦**桑木灸法**　此法是神灯火照法的变法，治诸疮毒，坚而不溃，溃而不腐，新肉不生，疼痛不止。用长七寸作用的新鲜桑枝，将一头点燃，对患处灸之，火灭之后再换，每次用灸木五六条，肉腐为度。

陈实功循从气血得温则行、得寒则凝的理论，创制的各种灸法，用于疮痛欲消不消、欲脓不脓的病变阶段，使未成脓者可消肿，已成脓者得脓毒泄。现今应用红外线，热助药力，对乳腺炎迁延性肿块的消散吸收，电吹风热烘疗法治疗慢性湿疹和神经性皮炎，均和此有渊源。

注意事项：实热阳证不宜灸；头面为纯阳无阴处，禁灸；肾阴亏竭、元气素虚之人禁灸。

7. 药筒拔法

本法是应用宣散开泄的药物与竹筒若干同煎，乘热急合于疮上，借助药力和筒具，宣通气血，拨毒泄热，吸取脓液毒水，从而达到脓毒外泄，毒尽疮愈的治疗方法。陈实功云："煮拔筒方，治发背已成将溃时，脓毒不得外发，必致内攻，乃生烦躁，重如负石，非此法拔提，毒气难出也。"

适应证：本法应用广泛，可用于对口、发背、臀痈、腿痈等有头疽坚硬散漫不收，脓毒不得外出者。也可用于毒蛇虫兽咬伤，肿势扩散，毒水不出，外吹乳痈深部后位脓肿，或乳汁郁滞分泌不畅者，拨吸脓毒，引流乳汁等情况。

操作方法：用口径一寸二、三分新鲜嫩竹一段，长七寸，一头留节，用力刻去外青，留内白一半，约厚一分许，在靠近竹节的地方钻一小孔，用杉木条塞紧，将羌活、独活、紫苏、蕲艾、鲜菖蒲、甘草、白芷各五钱，连须葱三两放入竹筒内，筒口用葱塞上，将筒横放在锅中，用物体压在筒上，使筒不能再水面上浮起。用清水十大碗没过竹筒后煎煮。用拨针于患者疮顶上一寸内点出"品"字形的三孔，将竹筒中的药材倒出，乘热将筒口对准疮上点出的三孔，用手紧紧按住，药筒自然吸附在皮肤上，等片刻后，药筒逐渐冷却，拨去塞在小孔上的木条，药筒就自然脱落。

现代多采用大口玻璃罐来替代药筒，此法运用自然负压吸引，并借助药力，既可以减少挤压排脓的痛苦，又可防止脓肿挤压外伤而造成脓毒返流入血内攻的弊端。

注意事项：凭借拔出的脓血色泽可以推断预后生死："如有脓血相粘，鲜明红黄之色一、二杯许，其病乃是活疮，治必终愈；如拔出物色纯是败血，气秽紫黑，稀水而无脓血相粘者，此气血内败，肌肉不活，必是死疮，强治亦无功矣！"

8. 摘除术

摘除术是利用刀针或铜管等特殊设计的工具摘除小型赘生物的方法。

适应证：使用于鼻痔、眼胞菌毒、痣等赘生物。

操作方法：

①除鼻痔　《外科正宗·鼻痔第五十二》中载取鼻痔秘方，是用丝线系于鼻痔根上，然后绞紧，向下牵拉，拔除鼻痔的一种手术方法。"鼻痔者，由肺气不清，风湿郁滞而成，鼻内息肉结如榴子，渐大下垂，闭塞孔窍，气不宣通。取鼻痔秘法，先用回香草散（回香草、高良姜晒干等分为末）连吹二次。次用细铜箸二根，箸头钻一小孔，用丝线穿孔内，二箸相离五分许，以二箸头直入鼻痔根上，将箸线绞紧，向下一拔，其痔自然拔落，置水中观其大小。用胎发烧灰同象牙末等分吹鼻内，其血自止，戒口不发。"陈实功独具匠心，距今三百多年前，创制鼻息肉摘除器，这种手术器械和操作方解，和现今鼻息肉摘除器十分相似，确是一大发明。

②摘除菌毒　《外科正宗·眼胞菌毒第一百二》中载摘除菌毒的手术方法"菌毒者，乃脾经蕴热凝结而成。其患眼胞内生出如菌，头大蒂小，渐长垂出，甚者眼翻流泪，亦致昏蒙。治宜用软绵纸蘸水荫之眼胞上，少顷用左手大指甲垫于患根，右手以披针尖头齐根切下。"

③铜管取痣　《外科正宗·黑子第一百一》中载痣的摘除方法"黑子，痣名也。此肾中浊气混滞于阳，阳气收束，结成黑子，坚而不散。宜细铜管将痣套入孔内，捻六七转，令痣入管，一拔便去。"

注意事项：摘除的操作要熟练，动作要快，以减少手术中的出血量。若出血可用血余炭或如圣金刀散掺于患处。

9. 结扎术

结扎术是利用丝线的紧力结扎，促使结扎上部的病变组织气血不通，失去营养而致逐渐坏死脱落，从而达到治疗目的的一种手术方法。早在宋代《太平圣惠方》中已有记载："用蜘蛛丝缠系痔不觉自落。"陈实功继承古法，改革发展，扩展了结扎法的应用范围，不单用于结扎痔核，凡见蒂小头大的瘤和枯筋箭，均可用结扎术。他触类旁通，将此法应用于脱疽截肢术。结扎的工具选择用药浸过的丝线来代替一般丝线，以便迅速达到阻断气血，促使坏死组织脱离的效果。

适应证：适用于瘤、疣、痔、脱疽等病。

操作方法：

①痔核结扎　《外科正宗·痔疮论第三十》中载煮线方"治诸痔及五瘿六瘤，凡蒂小而头面大者，用白色细扣线三钱，同芫花五钱、壁钱（《本草纲目》载：大如蜘蛛而形扁斑色，八足而长，亦时蜕壳，其膜色光白如茧）一钱，用水一碗，盛贮小瓷罐内，慢火煮至汤干为度，取线阴干。用线一根，患大者二根，双扣系于根蒂，两头留线，日渐紧之，自然紫黑冰冷不热，轻者七日，重者十五日后必枯落。后用珍珠散收口。"

②疣结扎　《外科正宗·枯筋箭第九十七》载"枯筋箭，乃忧郁伤肝，肝无荣养，以致筋气外发。初起如赤豆大，枯点微高，日久破裂，翻出筋头，蓬松枯槁，多生胸乳间，宜用丝药线齐根系紧，七日后其患自落；以珍珠散掺之，其疤自收。兼戒口味不发。"

③脱疽截肢　《外科正宗·脱疽论第十八》中载"夫脱疽者，治之于早，乘其未及延散时，用头发十余根缠患指本节尽处，绕扎十余转，渐渐紧之，毋得毒气攻延良肉。随用蟾酥饼，放原起粟米头上，加艾灸至肉枯疮死为度。次日本指尽黑，方用利刀寻至本节缝中，将患指徐顺取下，血流不住，用金刀如圣散止之，余肿以妙贴散敷之。"

注意事项：扎线应当扎紧，否则不能达到完全脱落的目的。扎线未落，应等其自然脱落，不要硬拉，以防出血。

禁忌证：血瘤、岩肿不可使用。

10. 火针法

本法是将针具烧红后刺激患部的治疗方法，用灼烙的作用代替开刀手术，从而达到脓肿溃破引流，并能防止出血的目的。火针疗法是中医外科传统有效的外治法之一，《灵枢》称之为"燔针"，《伤寒论》谓之"烧针"。陈实功对这种历代外科常用的外治法十分推崇，他编写歌诀称赞道"火针之法独称雄，破核梢痰立大功，灯草桐油相协力，当头一点核无踪。"形象且扼要地阐明了火针法的作用和应用。

适应证：适用于瘰疬、流痰、附骨疽、流注等肉厚脓深的阴证，脓熟未溃，或虽溃而疮口过小，脓出不畅者，用火针疗法代替切开法，可以避免刀锋刺入损伤血管之虑。

操作方法：用缝衣大针二条，将竹箸头劈开，以针双夹缝内，相离一分许，用线扎定；先将桐油一盏，用灯草六、七根油内排匀点着，将针烧红后当顶刺入四、五分，脓血即随之流出。一针不透可以再针几次，针后疮口可插入药线，使疮口一时不致黏合，便于畅快排脓。

注意事项：筋骨关节处慎用，胁肋、腰腹等部位不可深刺。

禁忌证：红肿焮痛的阳毒小疮，及头面部疮疡禁用。

11. 针砭法

本法即现代的砭镰法，俗称飞针，是用三棱针或披针之刀锋在疮疡患处浅刺皮肤，放出少量血液，促使内蕴热毒随血外泄的一种外治法。砭针是最早的外科手术器械，陈实功博采古法，并对针砭法提出视出血的颜色来推断预后，还在针砭后配合凉血解毒药外敷，使砭镰法得到了充实发展。

适应证：般用于急性的阳证，如丹毒、红丝疔、重舌等。

操作方法：针直刺皮肤，迅速移动敲击，以患处出血为度。

《外科正宗·小儿赤游丹第一百十》载："针砭法治治小儿赤游丹毒，红赤焮肿，游走不定。用披针锋尖向丹上，以乌木重箸在针上面击之，密砭去血多者为妙。血红者轻，紫者重，黑者死。砭毕温汤洗净，用干精猪肉缝大片贴砭处一时许，方换如意金黄散、水芭蕉根捣汁调敷。"

《外科正宗·重舌第一百十二》记载："针刺法治重舌、木舌、紫舌等疾，肿胀疼痛，硬强不语；又兼舌根并两齿合缝尽处作肿，瘀肉涂塞，口噤难开，俱用此法刺之。用粗线斜扎在箸头上，在患处点刺出血，红紫毒轻，紫黑毒重，患甚者数十点皆可；血尽，温汤漱之。重者金锁匙，轻者冰硼散搽患上，流去热涎，内服凉膈散，或清凉饮，俱可选用。"

注意事项：可刺得太深，以免伤及经络，刺后可再敷药包扎或外搽清热消肿药。

禁忌证：阴证、虚证禁用。

12. 垫棉法

陈实功首创之绷缚背疮法，现今称之垫棉压迫法，是应用绢帛棉垫覆盖于疮上，绷缚扎紧，借助加压的作用，使过大的溃疡空腔皮肤与新肉黏合而达到愈合的目的。

适应证：适用于对口、发背之大疮，腐肉已尽疮口不救者，溃疡脓出不畅有袋脓者，或疮孔窦道形成脓水不易排尽者，或溃疡脓腐已尽，新肉已生，但皮肉一时不能黏合者。胸部、腹部、会阴部的各种空腔窦道、腋部、腘窝部慢性溃疡、传囊乳痈疮面缺损较大者。

操作方法：发背、对口等大疮，已溃流脓时，冬夏宜绢帛四、五层，盖在膏药外，再用棉布见方八寸，盖在绢外，四角用蛇皮细带缀之，扎在前胸，绷实疮肉，庶疮中暖气不泄，易于腐溃。痈疽、对口、大疮内外腐肉已尽，结痂时，内肉不粘连者，用软绵帛七、八层放疮上，以绢扎紧，睡实数次，内外之肉自然粘连一片。

注意事项：在急性炎症红肿热痛尚未消退时，不得应用本法。

13. 取咽喉异物术

适应证：异物阻于咽部。

操作方法：误吞针刺哽咽疼痛者，用乱麻筋一团，搓龙眼大，以线穿系，留线头在外汤湿，急吞下咽，顷刻扯出，其针头必刺入麻中同出；如不中节，再吞再扯，以出为度。乌龙针治骨鲠于咽下难出者。用细铁线烧软，双头处用黄蜡作丸龙眼大，裹铁丝头上，外用丝绵裹之，推入咽内梗骨处，其骨自然顺下矣，不下再推。

注意事项：操作要轻柔以防伤及咽喉。

14. 气管缝合术

适应证：自刎断喉者。

操作方法：术时用丝线缝合断处后用桃花散止血，然后盖棉片，用绢缠绕，使气尽早从口鼻出。术后患者仰卧，高枕置于脑后，防治伤口裂开。术后禁食，待患者气从口鼻通出后，方能进食。

注意事项：此项手术强调救治须早。

15. 腹腔穿刺术

陈实功在《外科正宗·肠痈论第二十八》中，记载了肠痈的治法："腹胀日久，脐高突出，转侧响如水声，脓内蓄急针之"。并有一则验案"一妇人腹胀如鼓，脐突寸许，小水涩滞，转侧腹有水声，此内脓已成。用针刺脐上突顶，出脓盆许；以牡丹皮散五、六剂，其脓渐少，朝以八味丸，暮以八珍汤加泽泻、牡丹皮、黄耆、破故纸服之，月余而愈矣。"陈实功的这篇记录是很可贵的，它为治疗内痈指出了一条新途径。现在对化脓性腹膜炎的治疗，手术引流仍然是非常重要的方法。

适应证：适用于肠痈，腹胀如鼓，内脓急蓄之症。

操作方法：用长针从脐处穿透腹腔以排除内脓，脐是腹壁的薄弱处，在该处穿刺则不易造成刺孔闭合，有利于引流。

注意事项：应注意消毒和麻醉。

16. 下颌关节复位法

适应证：下颌关节错位不能合拢。

操作方法：令患者平身正坐，医生面对患者，以两手托住其下颌，左右大指入口内，放在槽牙上，端紧下颌，用力向肩膀方向按下后再向脑后送上，即可复位，随后再用布条兜住下颌一个小时左右。

注意事项：操作应熟练，用力合适。

陈实功

后世影响

　　陈实功是一位伟大的中医外科学家，其学术思想、临床经验以及医德思想对后世均产生了巨大的影响，推动了中医外科学的发展，促进了近现代医德准则的建立。

一、历代评价

（一）重医德

　　明代文人范凤翼评价陈实功说："慷慨重然诺，仁爱不矜，不张言灾祸以伤人心，不虚高气岸以难人之请，不多言夸严以钩人贿，不厚求拜谢以殖己之私。然久之而家顾益饶，乃以间行斥数千金造南门外之石桥，又构祠以祀医王及先代之良于医者。已复分火粥饥，蠲槽瘗骼，好行其德于乡，历数十年不倦。"

　　明代顾懋贤评价说："君之赴也急于救焚，且于富贵人、穷人并无二视，不过督其金。……且君以医致数千金，不私囊中，创药王庙于城河之南，叠石为山，引河水绕其旁，上栋下宇肃如也。自三皇以及扁鹊、华佗之类采其方者，辄祀其人，所以报本亦一奇观也。"

　　乾隆《通州志·义行传》说："陈实功孝友好善，其天性也……家素饶，置义宅瞻族，修山路石梁，建药王庙，增置养济院义田；至于施棺瘗骨，焚券赈饥诸义举，不可更仆数。"

　　范凤翼在《序》中说："吾里若虚陈君，慷慨全然诺，仁爱不矜，不张言灾祸以伤人心，不虚高气岸以难人之请，不多言夸严以钩人贿，不厚求拜谢以殖己之私。"

（二）精医术

陈实功在《外科正宗》中，重视开刀腐蚀等外治方法，一改过去偏于消托补的内治、轻于刀针腐蚀的保守疗法，在明代民间可谓独树一帜，可以说是自外科手术家华佗以后第一个提倡外治解除外科疾病的外科学家。《外科正宗》的学术思想，在清代得到了外科学术界的重视与推崇。徐灵胎评注说："见有学外科者，则今其先阅读此书，以为入门之地。"可见当时的盛行情况。由于这个学派是在传统的外科学术基础上发展而成，故有着深厚的理论基础和广阔的学术领域，所以是中医外科学中核心的学派。

清代徐灵胎，对此书既有肯定，也有批评。如《徐评外科正宗·徐叙》中说："若大概辨别生死，指名疮症，内服外敷，自唐及明，其法详备。此书所载诸方，大段已具，又能细载病名，各附治法，条理清晰。所以，凡有学外科者，问余当读何书，则令其先阅此书，以为入门之地，然后再求良法。"同时，徐灵胎对本书的批评略显苛刻。他说："所立医案，荒谬错杂，至所载之方，全属误用，尤可恨者，将恶毒之药，以为常用之品，轻者变重，重者立死，犹自许以为神奇。"不过他确实纠正了不少原著中的弊害，去芜存菁，对后学帮助颇大。

清代沈泉在乾隆五十一年《外科正宗》重刊本"沈序"中说："唯是实功陈先生《正宗》一书，字字句句，无不深切著明，缕析条分，表里洞见……崇川真具通天手眼，而出是书，足为后学之津梁也。有此书以来，约计百有五十余年，活人万万，岂有胜数，所以天下风行。"

现代中医外科专家干祖望先生认为，《外科正宗》文字朴素，处处反映着中医外科的丰富经验，很少玄谈和渲染夸张的空虚理论，对疮疡的定名和分类精简而明确；其他外科文献中常见某些疮疡的原因、证象、治疗相同，却病名繁多、结构冗杂的缺点，在《外科正宗》中是见不到的。

二、学派传承 🦩

陈实功倡导"内外并重，药刀结合"，尤其强调"内外并重"四个字。内外并重是中医外科同时也是正宗派的不二法门，"并重"是二者都不能偏废，要求既擅长内治又不能忽视多种外治方法，特别是必要时采用多种外科手术。这是中医外科学的基本治法，同时也是中医外科学的主流思想。清代祁坤《外科大成》、吴谦《医宗金鉴·外科心法要诀》、马培之《医略存真》等，均是宗陈实功学术思想理论与经验而发扬之，形成中医外科史第一大学派"正宗派"。

（一）《外科大成》完善了《外科正宗》的内外同治理论

清代祁坤的《外科大成》大多数学者认为是正宗派的代表作，书中很多内容都来自《外科正宗》，可谓一脉相承。如不少外科理论的论述，多数病证及用方的选择，采用歌诀、病案的撰写体例等。具体而言，如卷一中的痈疽阳证、阴证、半阴半阳歌、五善七恶歌、痈疽生死法、察形色顺逆法等，肿疡、溃疡主治方；手术治疗中，脱疽、咽部异物乌龙针的手术方法等，内容全部相同。不同的是，《外科大成》卷一总论中，增加了痈疽之脉、内消、内托、虚实等理论内容，使全书病证数量大幅增加达 300 余种。又如，将《外科正宗》阴疮一症扩充为阴挺、阴蕈、阴肿、阴脱等五症，病证按部位从头到足分类更为规律，方剂有较多调整补充，丹药炼制的记载更加详细。但一些手术方法未见记载，如鼻痔、自吻断喉法等。该书是对《外科正宗》内外同治方法的进一步发挥与完善。如内外治并重，内治偏于托补，用药平和；外治采用针、烙、砭、灸、烘、拔、蒸等多种。论治脓肿多主张手术，指出：对脓肿的切开引流，"针锋宜随经络之横竖，不则难于收口，部位宜下取，便于出脓"，及"随以绵纸捻蘸玄珠膏度之，使脓会齐"，以利脓液排出，从而使外科脓肿切开引流的医疗技术，达到清代以来的最高水平。

（二）《医宗金鉴·外科心法要诀》对《外科正宗》的补充与发扬

《医宗金鉴·外科心法要诀》是以《外科大成》为蓝本。将《医宗金鉴·外科心法要诀》与《外科大成》比较，两书的结构和内容大体相近，区别主要是《外科心法要诀》采用歌诀及注的体裁为主，有关病证的内容比《外科大成》更丰富一些，方剂的数量更多一些，补充了不少《外科大成》未见的方剂。而丹药的记载和使用也如出一辙，只是名称不完全相同。《医宗金鉴》是当时官方编纂丛书，编成后作为太医院的教本，也是其后直至民国年间的中医教科书和考试的必读教材，对正宗派学术思想的传承与发扬发挥了极大的作用。由此可见，《外科正宗》《外科大成》《外科心法要诀》三者之间学术传承的脉络非常清楚。

（三）其他外科著作对《外科正宗》学术思想的继承

鉴于《外科心法要诀》在清代的巨大影响，此后传承或稍加改编《外科心法要诀》的医家和外科文献不少。如清·唐黉《外科心法》内容，系全部节录于《外科心法要诀》一书，并无新的补充改编。清·时世瑞《疡科捷径》病证方歌，与《外科心法要诀》基本上相同，仅少数字句有改编，无原书注文，选方也有一些调整；其他本于该书的，还有《金鉴摘要》《外科金鉴摘要》《疡证论治》等。受其影响，引入其较多内容的还有《外科心法真验指掌》《外科明隐集》等，从而形成了一个以《医宗金鉴·外科心法要诀》为中心的"金鉴派"，应属于"正宗派"中的派中之派，学术传承脉络是外科流派中最为清晰者。

三、后世发挥

（一）外科学其他派别对《外科正宗》学术思想的继承与发展

外科学派中，除以陈实功《外科正宗》、祁坤《外科大成》、吴谦《医宗金鉴·外科心法要诀》为代表的"正宗派"之外，还有"全生派"与"心得派"。"全生派"以清·王洪绪《外科症治全生集》、许克昌《外科证治全书》、邹五峰《外科真诠》为代表，"心得派"以清高秉钧《疡科心得集》、沙石安《疡科补苴》为代表。"全生派"与"心得派"的形成，均晚于"正宗派"。两派的学术观点和"正宗派"虽多有不同，但也深受其影响，无不渗透着陈实功的诸多经验。

1. "全生派"批判地继承了陈实功的内治学术思想

"全生派"是以王洪绪的学术思想为代表的学术流派。倡导阴阳为主的辨证论治原则，将疮疡分（痈）阳证、（疽）阴证两大总纲，并以形态、大小、色泽为依据；认为痈乃阳实之证，气血热而毒滞；疽乃阴虚之证，气血寒而毒凝；对痈疽的病机明确分类，痈疽之证截然两途，不可混称。治疗以温阳通腠理为大法，倡导"以消为贵"，论治阴疽，创名方"阳和汤"，温补开腠解凝，是外科史上的飞跃。但"全生派"反对应用针刀手术及追蚀药，反对应用"托法"，认为治疗疮疡"以托为畏"。

王洪绪虽然尖锐地批评陈实功的《外科正宗》，极力反对手术，但也继承了陈的部分内治学术思想。陈实功认为："盖疮全赖脾土，调理必要端详"，"得土者昌，失土者亡"，脾胃是"命赖以活，病赖以安，况外科尤关紧要。"在王洪绪《痈疽总论》中也有体现，"盖脾胃有关生死……脾健则肌肉自生。"此外，陈实功认为疮疡分阴阳两类，把消、托、补作为三大常规治则，主张药勿纯用寒凉。王洪绪也有"若夫犀角、连翘、羚羊等性寒之药，始终咸当禁服"之言。他指出"诸疽白陷者，乃气血虚寒凝滞所致。其初起毒陷阴分，非阳和通腠，何能解其寒凝？已溃而阴血干枯，非滋阴温畅，何能厚其脓浆"。上述观点均有陈实功外科证治思想的烙印。可以说，在痈疽内治方面，王洪绪的"全生派"和陈实功"正宗派"两者的学术思想有很多相似之处。

2.“心得派”进一步发展了陈实功内外同治的部分治疗方法

“心得派”是以高锦庭的学术思想为代表的学术流派。重视温热病因在外证发病中的作用，将温病三焦辨证应用于外科辨证，并采用温病的治法与方药治疗外证，成功地把温病学说和中医外科结合在一起，发展了中医外科的理论与应用。“心得派”主张以补为主，攻补兼施治疗外科四大绝症（失荣、舌疳、乳岩、肾岩翻花），治疗中首先调畅情志，用药主张采用养气血，滋阴液，解郁结之品，不可攻伐太过以促命期。认为采用清热解毒法治疗疮疡，也是“消法”的一种形式。这些治疗思想与方法均受到陈实功学术经验的启迪。

高锦庭治疗外疡继承了陈实功“内外同治”的思想，亦十分重视整体观念和辨证论治，不仅内服用方严谨灵活，且外治手段多样，在治疗方法上又有发展。如通气散搐鼻取嚏治大头瘟；金黄散与蜜水调涂疗抱头火丹；冰硼散外吹雪口疳；生姜片垫灸颊车治骨槽风牙关不开；小刀点刺金津、玉液二穴治木舌；外用槐花炒研细干掺止舌出血；鹅翎蘸桐油探吐、针刺少商放血治缠喉风；升药条插提治耳漏、肛漏、发颐；苦参汤外洗治坐板疮等。在诸多外治法当中，高锦庭尤擅于用刀之法，明确指出：术前，“凡刺痈肿，须认有脓无脓，用手按之，手起而即复者有脓，手起而不即复者无脓；重按乃痛，脓之深也；轻按即痛，脓之浅也；按之不甚痛者，未成脓也”；用刀切开排脓时，“刀口勿嫌阔大，取脓尽而已”；术中应“深则深开，浅则浅开，慎勿忽略”。他再三提醒：鱼口、便毒、背疽、瘰疬等肉薄处，宜浅开；臂痈、胯疽等肉厚处，宜深开，此不可不知也。这些方法均是对陈实功外治法的进一步补充与发展。

（二）现代中医外科学在《外科正宗》的基础上系统化、体系化

1. 现代中医外科学理论体系构建与各科分化均受《外科正宗》思想的影响

陈实功集明以前外科之大成，以四十年临床实践所得经验对当时的外

科学术进行了推陈出新的总结，形成《外科正宗》。其先总论痈疽原委、治法、阴阳辨证、善恶顺逆生死辨证、杂忌调理须知，又分述细载病名，各附治法，条理清晰，十分完备。这种编写方式与理论体系与现代中医外科学教材的编写体例与体系如出一辙，可以认为其是现代中医外科学教材与理论体系的雏形。此外，现代中医外科学逐渐分化为皮肤病学、肿瘤学、乳腺病学、肛肠病学、男科学、耳鼻喉科学等，这与陈实功学术思想、临证经验对临床各科的指导和影响密不可分。

（1）现代中医外科学理论体系在《外科正宗》基础上构建与发展

①外科疾病的病因病机学说完全吸收了《外科正宗》病因病机的观点。现代中医外科学认为，外科疾病的发生大致有外感六淫、情志内伤、饮食不节、外来伤害、劳伤虚损、感受特殊之毒、痰饮瘀血等七个方面的因素，主要发病机理是邪正盛衰、气血凝滞、经络阻塞、脏腑失和四个方面。而这些认识有四大关键方面主要受《外科正宗》学术思想的影响：其一，特别重视人体正气对发病的影响，尤其强调脾胃气血对人体的作用；指出阴疽的发生与脏腑元阳虚弱有关，外邪入侵发为痈疽也必须有体虚或外邪导致荣卫虚弱作为前提。其二，把七情、六淫、膏粱厚味、劳伤房欲作为外证的起因，以五脏六腑乖变为病机。其三，认为发病原因与发病部位有一定的联系。其四，把戾气与外科之化脓性感染联系起来。

②外科的辨证论治理论在《外科正宗》的基础上逐渐系统化。陈实功把脏腑、经络、气血、四诊、八纲等内容应用于外科诊治，强调人体的整体观、辨证论治、理法方药在外科中的正确应用，治病求本、标本缓急、扶正祛邪、相因制宜等原则也得到进一步落实，对绝大多数外科病的诊断都能遵循辨证论治的原则，八纲辨证、脏腑辨证、气血辨证、三焦辨证及经络辨证等都在外科临床上得到了灵活运用。在辨证论治原则的指导下，内治法逐渐形成了消、托、补三个总的治疗原则。"消者灭也，灭其形症也"，

消法是一切肿疡初起的治法总则，若疮形已成，则不可概用内消之法，以免养痈成患致使毒散不收。"托者，起，上也"，就是用补益气血和透脓的法则，扶助正气，托毒外出，以免毒邪内陷。"言补者，治虚之法也，经云，虚者补之"，就是用补养的药物，恢复其正气，助养其新生，使疮口早日愈合。并提出了外科疾病护理理论的观点。现代中医外科学的辨证论治理论就是在此基础上逐渐地完善与系统。

（2）现代中医外科临床各科秉承《外科正宗》学术思想而逐渐分化

①中医外科临床各科在《外科正宗》对某些外科疾病新认识的基础上，逐渐细化，开始自成体系。主要表现在疮疡、乳腺病、肛肠病、皮肤病、耳鼻喉病、恶性肿瘤等方面，陈实功从理论思想和临证经验均提出了较为完整系统的新见解。随着社会的变迁，时代的发展，这些类别的外科疾病逐渐分化成相对独立的学科，自成较为系统化的理论体系，发展成为现代中医外科学的重要分支。

②现代外科手术是对《外科正宗》外治方法的进一步创新与发展。陈实功在外科疾病手术、药物外治方面的成就最为突出。他创造了许多有价值的外治手术方法，如鼻息肉摘除术、乌龙针取食道异物术、下颌关节脱臼整复术、气管缝合术、痔漏挂线术、脱疽截趾术等。药物外治方面，有箍围消散法、药物腐蚀法、药煮筒吸拔法、淋洗浸渍法、灸法等。其中许多治疗方法和治疗原则至今仍为现代临床外科所采用。此外，随着手术的开展，现代中医外科还创制应用了许多外科手术器械，如大匕、中匕、小匕、柳叶刀、过肛筒、弯刀乌龙针等适用于各个部位需要的手术器械，器械的发展扩大了外科手术范围。

2. 现代肿瘤学的中医治疗思路与方法是对陈实功"重视脾胃，调理气血，内外并重"学术思想的进一步实践与认可

肿瘤，尤其是恶性肿瘤，已成为现代社会的高发病。现代中医对肿瘤的认识和治疗，经历了从"重视外治，以祛邪为主"到"内外并重，以扶正为本"的观念转变。而"内外并重，以扶正为本"的观念正与陈实功"重视脾胃，调理气血，内外并重"的学术思想相一致。

早一时期，受现代医学的影响与冲击，现代中医对于肿瘤，尤其是恶性肿瘤的认识，倾向于"血瘀痰凝，脉络不通，日久成积"，忽略了"脏腑失调，正气不足"的根本，治疗上以"活血通络，祛痰散结，软坚化积"为主，强调祛邪，重用活血破血、软坚散结之峻猛药、有毒药、虫类药等，导致气血的更加亏耗，加剧正气的不足与脏腑的失调。由于忽视了中医的优势，从而导致临床疗效欠佳。近年来，现代中医肿瘤界已逐渐意识到了扶正固本对于肿瘤治疗的重要性，而这一观点早在明代，陈实功就已经认识到了。他十分重视脾胃与调理气血的理论和方法，强调"养气血，滋津液，和脏腑，理脾胃"。在恶性肿瘤的治疗上，他重视内治与外治相结合，总结了许多著名的方剂及创制了独特的外治膏药，强调既顾护正气，又善用以毒攻毒法。这一思想在现代中医临床上广为应用，反复验证，得到了认可和发展。

3. 中医乳腺外科沿用并发展了《外科正宗》的疾病名称与情志病机

乳腺疾病的名称，陈实功是根据出现的症状、体征为主予以命名的。他详尽论述了 5 种乳腺疾病，分别是外吹乳痈、内吹乳痈、乳痨、男子乳节、乳岩。根据其详尽描述的临床特点相当于现代医学分类的疾病有：哺乳期乳腺炎、怀孕期乳腺炎、乳房部结核以及男性乳腺癌与女性乳腺癌等，并被中医乳腺外科沿用。

情志内伤一直被认为在乳房疾病的发病及发展上有重要临床意义。陈实功在《外科正宗·卷三·乳痈论二十六》中开篇之头就提出"夫乳病者，乳房阳明胃经所司，乳头厥阴肝经所属"，可知乳房疾病与肝和胃密切相关。不同类型乳腺疾病在病因学上也有差异。外吹乳痈的病因，陈实功提出以"忧郁伤肝，肝气滞而结肿或厚味饮食，暴怒肝火妄动结肿"为多，列举的医案也是"因怒"或"暴怒"所致。现代临床所见确有部分产妇产后患有产后抑郁症，增加了"忧、怒"的概率。乳痈病因为"忧思过度，久郁成痈"，此与一般的痈病病因相同。对于乳岩的病因，陈实功明确提出："忧郁伤肝，思虑伤脾，积想在心，所愿不得志者，致经络痞涩，聚结成核"。关于男子乳岩病因，陈实功指出为"怒火房欲过度"或"妻丧子不成立，忧郁伤肝"而出现乳房结肿。陈实功认为，七情太过或不及，均能引起体内气血运行失常及脏腑功能失调，导致疾病的产生。他将忧郁伤肝、思虑伤脾、欲火过度、忧思过度作为乳房疾病的主要病因病机，这与现代中医学的脏腑病机理论相符合，对现代中医临床辨证治疗也有一定的指导意义。

4. 现代中医外科对肛肠疾患的病因病机认识和治疗多宗于《外科正宗》

在肛肠疾患的病因学方面，陈实功继承了前人学说，并作了较为系统的论述。他认为，肛肠疾患多与饮食不节、情志内伤、房室过度有关。由于这些原因导致脾胃受损，脏腑不和，经络凝滞，最终形成肛肠之疾，从而使肛肠疾患的病因学理论更加完善。在现今中医外科学教科书和大多数痔瘘（或肛肠病）专著中，在论及有关肛肠疾患的病因病机时，也多宗陈实功之说。他详细论述了肛肠疾患的临床表现，并提出了"初起以宣利祛邪为主"、"脉虚以补脾滋阴为要"、"脓成以排脓化腐为治"、"痔疮用枯痔结扎之法"的治疗特点，逐步完善了对肛肠疾患的治疗方法，并沿用至今。

5. 现代中医男科疾病的病机认识与治疗原则仍遵循《外科正宗》学术思想

情志因素在男科疾病的病因学中起着重要作用。情志异常，可引起脏腑气机失调而致病。当前男科病症中，十分重视情志因素。七情致病尤为常见，几乎各种男科病均伴有七情病因，或内伤七情，或因病忧虑损伤情志，进而出现性功能障碍。如怒伤肝，气郁化火，肝失条达，而见阳痿、阳强；思伤脾，脾虚则气血乏源，无以荣润宗筋而致阳痿、精少、弱精，脾气虚统摄无权，则发为遗精、泄白；惊恐伤肾，肾不藏精，而致早泄、泄白、遗精等。陈实功注重调畅情志思想，对中医男科诊治意义重大。

陈实功倡导"排毒为第一要义"的主张对中医男科疾病使用排毒方法治疗，具有极其重要的指导价值。不论内治、外治，都应注意应用排毒方法，使邪外出，从而达到邪祛正安。当今临床中很多男科疾病仍遵循"排毒为第一要义"。

陈实功特别重视外科疾病与脾胃的关系，提出"盖疮全赖脾土，调理必须端详"的理念，对中医男科的辨证论治有重要的指导价值。他进一步完善了中医男科疾病重视调理后天脾胃的思想，对中医男科疾病的诊治具有重要意义。

6. 现代中医对耳鼻喉口齿的诊治处处体现了《外科正宗》的思想与经验

（1）耳鼻咽喉口齿疾病的诊疗体现了陈实功顾护脾胃的学术思想

陈实功认为，诸窍为病，责之脾土。脾胃健运，水谷精微化生充沛，诸窍得以濡养而健用，痰浊蒙窍，必赖于脾胃健旺才能化逐，清阳不升，诸窍失濡，非脾胃健运不能上承濡之。故脾胃虚弱，运化失健，可致湿邪内生，清阳不展，统摄无权，窍病丛生。因此，脾胃为后天之本，留得脾胃之气，有利于窍病康复。这种学术思想至今仍有效地指导着临床医疗。治疗上采取补中益气，调理脾胃之法，往往都有良好的效果。他创立的"托里消毒散"补益气血，托里排脓，不仅在外科广泛运用，在慢性鼻窦炎、慢性化脓性中耳炎等诸多耳鼻咽喉口齿疾病的治疗上同样长盛不衰。

（2）耳鼻咽喉口齿疾病的治疗上运用外治疗法得心应手

陈实功善于外治的特点也表现在耳鼻咽喉口齿疾病的治疗上，吹、吸、噙化、外敷、涂布等手法灵活变通。如，疳腮采用外敷法；牙龈脓肿，"用针刺破，出脓自愈"；鼻痔用"硇砂散"吸鼻；喉痈、喉痹等症，以喉科吹药解毒消肿，当喉闭痰涎壅塞，则"先刺少商，后行吐法""脓已成也，宜急针之"，即用针刺喉间，发泄毒血。他创立的"冰硼散"为喉科吹药的代表方剂之一，"如意金黄散""柳花散""真君妙贴散"至今仍常常外用于多种耳鼻咽喉疾病。

（3）耳鼻喉齿科的外科手术多种多样

陈实功还发明了多种耳鼻喉齿科的外科手术。如，"喉闭痰涎壅塞"时，用"桐油饯"鸡翎探吐法；对咽部及食道的异物（如铁针刺入），使用乱麻筋团以线系之，吞入咽中，针刺入麻，徐徐牵出。另外还有气管缝合法、下颌骨脱臼的复位法等，在当时外科领域中处于领先，有些方法沿革至今。特别值得一提的是，在鼻痔（鼻息肉）的治疗上，陈实功既取腐蚀药"硇砂散""回香草散"点治鼻痔，又善用手术治疗，创立了"取鼻痔秘法"，现代采用的鼻息肉摘除术，实际上是在这个基础上加以改进和完善的。

7. 现代外科针灸派继承和发挥了陈实功外科学术及外科针灸流派的思想

外科针灸派，即在外科临床中善于运用针刺或者灸法，并形成了独特的见解和学术成就的针灸学流派。外科针灸派是经过长期外科理论和针灸理论相结合，在临床实践中自然形成的。现代外科针灸派主要继承和发挥了陈实功外科学术及外科针灸流派的思想。陈实功临证时以脏腑经络气血为辨证纲领，治疗上内外并重，内治以消、托、补为主，外治讲究刀、针、药蚀等治法。他继承了《刘涓子鬼遗方》中"脓成宜针，出脓之后，人必生之"的思想，并发展性地指出了"脓既已成，当用针通，此举世自然之良规（即脓成决以刀针）也"的论点。其《外科正宗》中也有火针治疗外科疮疡的记载。陈实功根据薛己针灸攻补阴阳的思想，发展为部位分治的方法。他对外科疾患经络病机法的发挥，对灸疗的推崇，针刺法的广泛使用，以及药筒、穴位外敷的首肯，是吸收和运用了明代以前针灸学在外科领域的成就，丰富了中医外科学，同时促进了针灸学在外科的发展。

（1）外科针灸派以《外科正宗》的外科经络病机说为理论基础

外科总的发病机理，不外乎气血凝滞，营气不从，经络阻塞在明代以前，尚没有形成系统理论，尤其是外科病经络病机说，有关古籍的论述亦不多见。《外科正宗》则发展了《内经》理论，具体地阐明了经络凝滞是外科病重要病机之一。陈实功把经络与外科发病有机地联系起来，肯定了经络在外科病发病机理中的重要作用，为经络病机说系统形成奠定了基础。这一经络病机学说也成为现代外科针灸派的理论基础。

（2）部位分治原则仍指导现代外科临床治疗

陈实功十分重视经络辨证，依据疾病发生部位，按经络分布走行，来推求疾病所属何经，从而根据各种情况，按经用药。这一部位分治原则仍指导现代外科临床治疗。

（3）灸疗与针法在陈实功的推崇下丰富与发展

陈实功对灸法推崇备至，《外科正宗》对痈疽疮疡等症在未成脓之前，广泛地应用了灸法。一般认为，疔疮实热阳证忌灸，而陈实功对此却另有见解，他说疔疮"乃外科迅速之病也"，"然初发项之以下者，必先艾灸。以杀其势，庶不授良肉"，无疑这是对灸疗的继承和发展。《外科正宗》记载了隔蒜灸、桑木灸法、隔碗灸、隔附子饼灸、灸偏坠法、雷火针及神灯照法。

陈实功治疗外科疾病，除了善用灸法以外，还善用针法。所谓针法治疗外科疾病，包括针刺全身经穴和以锋针、铍针之尖针具点刺局部以切开排脓及开窍泄毒两种，陈实功的针法主要精于后者，并较多地用铍针对已成脓者刺破排脓，者在手法上属于刺的范畴。他还以挑治法治红丝疔、田螺泡，针砭法治小儿赤游丹毒，火针法治瘰疬、鱼口便毒，刺络放血治喉闭，刺络砭血治时毒等等，所用针具主要是铍针，亦提到银针、喉针、线针、缝衣针等。此外，陈实功还对部分针具如铍针、喉针进行了改良，丰富和发展了针刺疗法。灸疗与针法也是现代中医外科的重要治疗方法。

（4）提倡的灸刺砭药综合治疗被广泛认可与接受

陈实功十分重视外治法的使用，尤其是灸、刺、砭、药（熏、洗、熨、烫）的综合使用，充分体现了综合治疗思想。如肿疡治法，未见脓者俱宜灸之，邪在表者宜汗之，邪在里者宜下之，火在上者宜清之，邪毒在内，解毒拔之，脓成者急刺之，排脓后以膏药外敷，汤药调理。《外科正宗》所记载和运用灸、刺、砭、熏、洗、熨、烫等许多治法，能各尽所宜，各尽其极，体现了陈实功对中医疗法的使指使臂之功，是对中医外科学同时也是对针灸学的一个发展，已被现代中医外科广泛认可与接受。

8. 中医急症学在《外科正宗》倡导下快速发展

急症被认为是中医的劣势，究其原因在于受中医"重内治，轻外治"的思想影响。陈实功在其巨著《外科正宗》中一改当时外科病偏于内治之癖，强调内外治结合，推崇内治，更善外治，尤精于手术疗法，从而促进了中医急症学的发展。他认为，治疗外科病，尤其是治疗急症病人，刀针、药物两者不可偏废，临症之时，贵在合理使用刀针之法。陈实功主张用腐蚀之药、药线和刀针清除顽肉死肌，疏通脓管，使脓毒外泄，完善了传统针刺排脓法，开创了截肢术、气管缝合术、挂线治痔疮术、火针术、铜丝套摘鼻息肉术、下颌骨复位术等外科手术方法，其中许多治疗方法和治疗原则至今仍为现代外科所采用。创立了14种外科手术方法，对多种手术方法描述精详，启迪后世；亦设计制造了许多简单而有效的手术器械、研制出煮筒提拔疮脓的方法，提高了当时外科手术的整体水平，也推动了中医急诊学的发展。

9. 中医护理学的理论思想是以《外科正宗》护理的学术思想为蓝本

陈实功在《外科正宗》中，不仅阐述了治疗外科疾病的经验体会，而且对外科诸患的护理也作了较为精辟系统的论述。书中详细地载录了精神护理、饮食护理、服药护理、手术护理、外伤疾患护理和生活起居的调适等方面内容，对外科护理学的发展作出了贡献。

（1）**强调调理精神因素的重要性** 精神护理是中医护理学的主要特色，调理精神因素具有很重要的临床意义，它不但能增强临床效果，缩短治疗时间，而且能提高病人与疾病作斗争的信心和勇气，促进患者早日康复。外科疾病，其本在内，故当以调理精神因素为先。心理精神因素在外科疾病的护理过程中，具有积极的促进作用和重要的临床意义。

（2）**阐述节饮食、慎起居的必要性** 饮食护理是中医护理学的重要内容。饮食调理的好坏，不仅关系到病人的健康素质，而且与疾病的预后转归至为密切。对病人加强饮食的护理，可使病人得到足够的营养，促进病情尽快向好的方面发展。外科疾患的发生，虽与异物刺激、虫兽叮咬、戾气袭表和肌肤创伤有关，但饮食无度和过享醇味也是一个重要的因素。对已病之人或病后的调理，陈实功强调要重视饮食的调养和结合食物疗法。在生活起居方面，陈实功强调："调理必要端详"，要求人们做到"冬要温床暖室，夏宜净几明窗"。并对病室的卫生要求和气候冷热的调护提出了精辟的论述。

（3）**提出了外科疾病的常规护理** 陈实功在《外科正宗》一书中，不仅详细论述了痈疽、痔疮、瘿瘤、杨梅疮及杂疮毒之类等外科疾患的总论、看法、治法、治验和主治方与应用方，而且在其间杂论了诸疾的护理方法和护理过程。陈实功对外科疾症常规护理要点可概括为六点：①密切注视病情的变化；②外科疾患要综合观察全身状况；③要注意保持创面的清洁与防护；④外科手术要防止伤风受邪；⑤要做到勤清创、勤用药；⑥要注重外科疾患的护理方法和护理程序。

（4）重视服用方药的护理 《外科正宗》共载方407首，其中以内服为主的方剂有188首，以外用为主的方剂有209首，以针灸为主的有7首，其他的3首，剂型有丸、散、膏、丹、汤、饮、酒、糕、灰、药条等10种。陈实功对于服用药物的护理，因剂型和给药途径的不同，其护理方法也各有所异。

10. 现代医德思想的丰富和发展以《外科正宗·五戒十要》为借鉴

如果说东汉张仲景《伤寒杂病论》一书的《自序》是封建社会早期明确阐发医德思想的第一篇文献，唐代孙思邈《备急千金要方》卷一之《论大医精诚》以"完整而具代表性"成为封建社会前期医德思想的集大成之作，那么明代陈实功《外科正宗》卷四之《医家五戒》和《医家十要》，则堪称中国传统医德思想发展史上的第三座丰碑。现代医德思想的丰富和发展主要以《外科正宗·五戒十要》为借鉴。

陈实功对现代医德思想的丰富和发展主要体现在四个方面：一是深化了医家必须急病人所急、不计个人得失的思想见解；二是提出了医家必须严守病人隐私、做到自重自爱的明确要求；三是阐发了医家必须忠于职守、尊重同道的基本主张；四是强调了医家必须专心本务、踏实做人的重要原则。

四、国外流传

陈实功医术高超，医德尤其值得敬仰。其所著《医家五戒十要》，提出了医生的行为准则。诸多学者都将其与《希波克拉底誓言》和《迈蒙尼提斯祷文》相提并论，此篇更被美国乔治敦大学主编出版的《生物伦理学大百科全书》推崇为世界最早成文的医德文献。文中要求医生专于医学，精进学问，用方切当，用药讲究；对同道谦和谨慎，对患者一视同仁，对特殊患者要避嫌，尊重患者隐私，不从患者身上谋名牟利，对于贫困的要尽力资助。这些内容在国际范围影响极大，在医患关系紧张的今天尤其值得医生学习和实践。

综上所述，陈实功是明代著名外科学家，开创了外科"正宗派"；《外科正宗》有"列症最详，论治最精"之称，建构了中医外科学理论体系的基本构架。陈实功既集前人之大成，又勇于开拓创新，提倡内外并治，刀针与药物结合。内治重视整体辨证，注意顾护脾胃，调理气血，临床主张消、托、补；外治强调"开户逐贼、泄毒外出为第一"。陈实功的学术思想，对外科疾病的临床辨证和治疗有着重要的指导意义，至今仍有重要的研究价值和实用价值。陈实功医德高尚，所著《医家五戒十要》对现代中医完善职业道德与规范仍有重要借鉴意义。

陈实功

参考文献

［1］明·陈实功, 胡晓峰整理. 外科正宗 [M]. 北京：人民卫生出版社,
　　2007.

［2］明·陈实功著, 清·徐大椿评, 戴祖铭校注. 徐评外科正宗校注 [M]. 北
　　京：学苑出版社,2004.

［3］明·王肯堂著, 倪东耀注释. 证治准绳 [M]. 北京：人民卫生出版社,2014.

［4］元·齐德之, 胡晓峰整理. 外科精义 [M]. 北京：人民卫生出版社,2006.

［5］清·徐大椿, 万芳整理. 医学源流论 [M]. 北京：人民卫生出版社,2007

［6］晋·刘娟子, 北齐·龚庆宣. 刘涓子鬼遗方（中国医学大成）［M］. 上
　　海：上海科学技术出版社,1990.

［7］李曰庆. 中医外科学［M］. 北京：中国中医药出版社,2002.

［8］胡晓峰. 中医外科伤科名著集成［M］. 北京：华夏出版社,1997.

［9］顾启.《江苏艺文志·南通卷》［M］. 南通：江苏人民出版社,1995.

［10］张存悌. 欣赏中医 [M]. 天津：百花文艺出版社,2008.

［11］胡晓峰. 中医外科伤科名著集成［M］. 北京：华夏出版社,1997.

［12］吴在德. 外科学 [M]. 第 5 版, 北京：人民卫生出版社,2000.

［13］陆德铭, 陆金根. 实用中医外科学 [M]. 第 2 版. 上海：上海科学技术
　　出版社,2010.

［14］叶冬青. 皮肤病流行病学 [M]. 北京：人民卫生出版社,2001.

［15］朱学骏, 顾有守. 实用皮肤病性病治疗学 [M]. 北京：北京大学医学出
　　版社,2006.

［16］顾伯华. 实用中医外科学 [M]. 上海：上海科学技术出版社,1985.

［17］朱仁康. 临床经验集·皮肤外科 [M]. 北京：人民卫生出版社,2005.

［18］王振国. 医学教育与考试制度研究［M］. 济南：齐鲁书社,2006.

［19］荆晶.《外科正宗》内服方药运用规律研究 [M]. 乌鲁木齐：新疆医科大
　　学硕士学位论文,2010.

［20］凌常青.古代名医成才因素研究［M］.沈阳：辽宁中医药大学硕士学位论文,2013.

［21］宋佳,赵艳,傅延龄.明代中医学发展的社会文化背景概述[J].安徽中医学院学报,2013,32（5）：4-7.

［22］赵艳.社会环境对明代方剂学发展的影响[J].世界中西医结合杂志,2009,4（10）：688-689.

［23］岳精柱.明代官办医学研究［J］.南京中医药大学学报,2005,6（4）：199-201.

［24］李德锋,乔龙续.从"独善其身"到"则为良医"：试析晚明士向医的心里归依[J].中医文献杂志,2005,（4）：30-32.

［25］黄熙,黄孝周.程朱理学与新安医学之探讨［J］.安徽中医学院学报,2004,23（4）：8-11.

［26］袁立道.理学源流与中医学［J］.湖南中医学院学报,1992,12（4）：13-14.

［27］肖巍.张景岳医学思想与宋明理学关系之浅探［J］.文史博览,2007,（1）：36-37.

［28］孟乃昌.中国炼丹术与中医外科学的关系［J］.中医药学报,1984,（2）：5-10.

［29］和中浚.道教文化对中医外科营的影响［J］.中医药文化,2012,（6）:8-12.

［30］干祖望.江苏是中医外科的发祥地［J］.江苏中医,2000,21（4）：31.

［31］刘再朋.江苏历代医家对中医外科学的贡献[J].江苏中医杂志,1985,（5）：30-32.

［32］谭国俊.明代医学发展的社会因素［J］.湖南中医学院学报,1994,14（3）：8-10.

［33］朱良春.陈实功先生的生平及其外科正宗[J].新中医,1988（1）：54-55.

［34］陆琴.陈实功用青花乳钵及二三史事考[J].文史月刊,2007（7）：43-45.

［35］张作舟.陈实功与《外科正宗》[J].北京中医杂志,1986（4）：39-40.

［36］王铃,景瑛.《外科正宗》对"白屑风"的论治[J].长春中医药大学学报,2006,9（3）：5.

［37］何永.《外科正宗》的传本系统和学术特点[J].山东中医药大学学报,2008,32（2）：141-142.

［38］南京中医学院外科教研组.外科辨证论治的基本法则［J］.江苏中医,1959（4）：5-8.

［39］刘再朋.试谈中医外科学派之特色［J］.江苏中医,1963（1）：11-12,21.

［40］黄煌.明清中医外科流派琐谈［J］.辽宁中医杂志,1983（5）：28-29.

［41］和中浚.中医外科"正宗派"学术源流论［J］.中国中医基础医学杂志,2012,18（2）：124-126.

［42］唐汉钧.秉承传统,开拓创新——从中医外科学的发展史看继承与创新［J］.中西医结合学报,2005,3（3）：169-173.

［43］艾儒棣,艾华.中医外科学的起源及形成［J］.成都中医药大学学报,2002,25（4）：52-55.

［44］秦嘉.外科精义的学术思想探微［J］.新疆中医药杂志,1997（4）:4-5.

［45］江玉,和中浚,周兴兰,等.薛立斋外科学术成就与特色［J］.四川中医,2009,27（4）：40-42.

［46］龚旭初.陈实功《外科正宗》对中医外科学的贡献［J］.辽宁中医药大学学报,2013,15（10）：13-15.

［47］崔云,郑军状.《外科正宗》学术成就说略［J］.中华中医药杂志,2008,23（3）：187-189.

［48］江玉,和中浚.中医外科辨脓法的形成与发展［J］.江苏中医药,2010,42（11）：1-3.

［49］姜德友,淡平平.《外科正宗》学术思想初探［J］.中医药信息,2011,28（2）：130-132.

［50］李锴,白彦萍,李曰庆.陈实功对中医外治疗法的贡献［J］.环球中医药,2013,6（2）：120-122.

［51］邓卫芳,裴晓华.《外科正宗》学术思想总结［J］.中华中医药学刊,2013,31（9）：2064-2065.

［52］唐恩亭.中医外科内治法阐要［J］.浙江中西医结合杂志,2002,12（5）：318-319.

［53］高超义.中医外科托法之探讨［J］.广西中医药,1995,18（1）：37-40.

［54］赵党生,王凤仪.《外科正宗》疮赖脾土思想探析［J］.甘肃中医学院学报,2008,25（3）：14-15.

［55］贺菊乔.惟在一点心,何须三寸舌———谈陈实功的医德修养［J］.湖南中医学院学报,1984,（2）：53-54.

［56］徐泽,周永琳.《外科正宗》医学伦理思想初探［J］.中医药学报,1989,（6）：9-10.

［57］黄永昌.陈实功与医德规范［J］.中医杂志,1991（2）：61.

［58］陈应前.试述陈实功痈疽论治之特色［J］.浙江中医学院学报,1990,14（2）：33-34.

［59］牛俊山.陈实功药物外治法特点初探［J］.中医外治杂,1997（3）：6-7.

［60］宿健桃.陈实功痈疽证治经验析［J］.中国医药报,2001,12（6）：1.

［61］赵党生.《外科正宗》疮疡证治经验探析［J］.甘肃中医学院学报,2003,20（4）：8-10.

［62］马艳春,李成文.陈实功疮疡辨治特色［J］.中医药信息,2009,26（3）：21-23.

［63］燕平.试论陈实功"灸治痈疽"［J］.中医外治杂志,1998,7（3）：36.

［64］贾鸿魁.疔疮走黄与三陷症［J］.新疆中医药,1991,（2）：12-14.

［65］梁尚财.《外科正宗》臀痈辨治浅析［J］.吉林中医药,2005,25（5）:5.

［66］唐汉钧.著名老中医顾伯华治疗重症有头疽的经验.上海中医药杂志,1983,（9）：8-9.

［67］阙华发,刘晓鸫,向寰宇,等.唐汉钧教授治疗重症有头疽的经验.陕西中医,2004,25（3）：245-247.

［68］段佳玉,段佳威.对附骨疽病因病机及诊治的探讨［J］.北京中医药大学学报,2000,23（6）：63-64.

［69］王皋.陈氏外科治疗附骨疽经验拾粹［J］.新中医,2014,46（8）：237-238.

［70］胡兴山.祖国医学关于"附骨疽"的文献综述［J］.中华中医药学刊,1987,15（5）：34-35.

［71］秦文敏.中医药治疗丹毒近况［J］.江西中医学院学报,2006,81（5）：23-25.

［72］徐昊阳,张磊.中医药治疗下肢丹毒概况与展望［J］.中国医药指南,2011,9（36）：55-56.

［73］徐羽,车文生,洪素兰.中医药辨证治疗瘰疬临床经验［J］.中医学报,2010,25（6）：1092-1094.

［74］陈培丰.《外科正宗》对肿瘤学的贡献［J］.中医文献杂志,2000(4):7-8.

［75］吴玉生,邱仕君.陈实功《外科正宗》对中医肿瘤学的贡献［J］.广州中医药大学学报,1999,16（3）：169-172.

［76］刘静.《外科正宗》对于肿瘤的认识［J］.中医药学报,2014,42（4）：180-181.

［77］周南阳,梅洪萍,赵虹.略论陈自明朱丹溪薛己陈实功辨治乳岩的经验［J］.四川中医,2012,30（7）：22-23.

［78］胡升芳, 陈红风.《外科正宗》乳腺疾病辨治初探［J］. 中医文献杂志,2015,（3）：19–22.

［79］张理梅. 读《外科正宗·乳痈论》的启示——谈情志变化对乳病的影响［J］. 江中医学院学报,1987,11（5）：48–49.

［80］李华南, 许鸿照. 熏洗法在骨伤科临床中的应用 [J]. 中医正骨,1999,11（12）：5556.

［81］司国民, 李云, 李成营, 等. 中医外治法与透皮给药系统 [J]. 中国医学科学院学报,2006,7（3）：468.

［82］张志谦, 肖秋平. 浅析《外科正宗》运用消法治疗肛肠疾病的特点 [J]. 辽宁中医药大学学报,2009,11（4）：80–81.

［83］庆楠楠.《外科正宗》论治痔疮 [J]. 河南中医,2014,34（8）：1477–1478.

［84］安艳丽, 常忠生, 楚慧.《外科正宗》肛痈治疗刍议 [J]. 中华中医药杂志,2012,27（11）：2776–2778.

［85］郭代红, 陈超. 浅部真菌感染的药物治疗 [J]. 临床药物治疗杂志,2007,（1）：27–31.

［86］李文静, 林燕《外科正宗》对癣病的论治 [J]. 中医药导报,2015,21（8）：4–6.

［87］冯素华, 曹仁烈. 梅毒的诊断与治疗 [J]. 中国医刊,1999,34（11）：37–39.

［88］林占军.《外科正宗》梅毒论治浅析 [J]. 江苏中医药,2011,43（7）：78–79.

［89］牛德兴, 薛淑芳. 从毒邪与正虚论治生殖器疱疹 [J]. 中医研究,2010,23（11）：61–62.

［90］温梦春. 囊痈的辨证施治 [J]. 中医函授通讯,1989,22（4）：25.

［91］罗元凯. 阴疮须分寒热 [J]. 新中医,1993（10）：14–15.

［92］陈敏,陈小宁.《外科正宗》里的耳鼻咽喉科疾病论治浅析 [J]. 浙江中医药大学学报,2012,36（11）: 1171-1172.

［93］孙玲.《外科正宗》对脱疽的论治 [J]. 中国中医急症,2004,13（11）: 768.

［94］黄英.浅议《外科正宗》对消渴脱疽的论治 [J]. 新中医,2005,73（12）: 77-78.

［95］祝君逵,张贤媛.陈实功对《金匮》肠痈证治的发展及临床意义 [J]. 南京中医学院学报,1989（1）: 48-49.

［96］刘天骥.浅谈《外科正宗》一书的贡献 [J]. 贵阳中医学院学报,1988（4）: 63-64.

［97］钟长庆.浅谈四妙汤与《外科正宗》肿疡主治方的关系 [J]. 江西中医药,1982（3）: 46-47.

［98］计络,周聪和.陈实功疮疡诊治经验浅析 [J]. 湖南中医学院学报,1995,15（3）: 11-12.

［99］李建新.《外科正宗》学术思想浅述 [J]. 吉林中医药,1987（2）: 36-37.

［100］祁建湖,王隆川.谈陈实功的脾胃观 [J]. 甘肃中医,2000,13（1）: 6-7.

［101］王凤仪,赵党生.《外科正宗》疮赖脾土思想探析 [J]. 甘肃中医学院学报,2008,6（3）: 14-15.

［102］牛俊山.陈实功药物外治法特点初探 [J]. 中医外治杂志,1997（3）: 6-7.

［103］贺菊乔.《外科正宗》内托法浅析 [J]. 内蒙古中医院,1985（1）: 46-47.

［104］张均克.《外科正宗》托里剂组方规律探析 [J]. 陕西中医学院学报,2010,33（6）: 110-111.

［105］吴曦.浅析《外科正宗》之如意金黄散 [J]. 贵阳中医学院学报,2012,34（6）: 236-237.

［106］洪文旭.三品一条枪（《外科正宗》）[J].湖南中医学院学报,1987（2）：39.

［107］顾乃强.略论陈实功外治十法及其在临床的应用.上海中医药杂志,1984（11）：2-3.

［108］凌云鹏.略谈中医外科学派[J].江苏中医,1964（5）：5-6.

［109］李古松.浅析明清三大外科学派之特色[J].天津中医药,2003,20（6）：38-39.

［110］黄煌.明清中医外科流派琐谈[J].辽宁中医杂志,1983（5）：28-30.

［111］周俊兵.明至清代鸦片战争前中医外科学的重大成就[J].南京中医药大学学报（自然科学版）,2001,17（4）：248-250.

［112］刘良彬.《外科正宗》对肛肠疾患的学术贡献[J].成都中医药大学学报,1995,18（4）：42-43.

［113］冯俊志.《外科正宗》对中医男科学的贡献[J].江苏中医药,2014,46（12）：77-79.

［114］傅晓东.陈实功学术思想对耳鼻喉科的影响[J].现代远程教育,2005,3（1）：48-49.

［115］梁凤霞.外科针灸派的形成及其学术贡献[J].上海针灸杂志,2011,30（6）：421-422.

［116］沈召春.《外科正宗》对针灸学的贡献[J].针灸临床杂志,1996,11（12）：88-90.

［117］王平,安素红,方朝义.陈实功《外科正宗》急症手术疗法探析[J].中国中医急症,2009,8（10）：1668-1669.

［118］王宝玉.陈实功外科护理思想初探[J].实用护理杂志,1985,1（11）：38-42.

［119］张孙彪,林楠."果报观"与中国传统医学伦理道德[J].医学与哲学：人文社会医学版,2009,30（9）：20-22.

［120］王炜 , 裴传永 . 陈实功对传统医德思想的丰富和发展 [J]. 医学与哲学
（人文社会医学版）,2010,31（8）：15–16.

［121］王军强 , 田思胜 . 王洪绪外科学术思想探讨 [J]. 河南中医 ,2006,26
（12）：23–25.

［122］朱晨 . 高秉钧《疡科心得集》学术思想浅析 [J]. 湖南中医杂志 ,2015,31
（5）：142–143.

汉晋唐医家（6名）

张仲景　王叔和　皇甫谧　杨上善　孙思邈　王　冰

宋金元医家（18名）

钱　乙　成无己　许叔微　刘　昉　刘完素　张元素
陈无择　张子和　李东垣　陈自明　严用和　王好古
杨士瀛　罗天益　王　珪　危亦林　朱丹溪　滑　寿

明代医家（25名）

楼　英　戴思恭　王　履　刘　纯　虞　抟　王　纶
汪　机　马　莳　薛　己　万密斋　周慎斋　李时珍
徐春甫　李　梴　龚廷贤　杨继洲　孙一奎　缪希雍
王肯堂　武之望　吴　崑　陈实功　张景岳　吴有性
李中梓

清代医家（46名）

喻　昌　傅　山　汪　昂　张志聪　张　璐　陈士铎
冯兆张　薛　雪　程国彭　李用粹　叶天士　王维德
王清任　柯　琴　尤在泾　徐灵胎　何梦瑶　吴　澄
黄庭镜　黄元御　顾世澄　高士宗　沈金鳌　赵学敏
黄宫绣　郑梅涧　俞根初　陈修园　高秉钧　吴鞠通
林珮琴　章虚谷　邹　澍　王旭高　费伯雄　吴师机
王孟英　石寿棠　陆懋修　马培之　郑钦安　雷　丰
柳宝诒　张聿青　唐容川　周学海

民国医家（7名）

张锡纯　何廉臣　陈伯坛　丁甘仁　曹颖甫　张山雷
恽铁樵